中国医改周期与管理创新

Health Reform Cycle and
Management Innovation in China

王虎峰　著

人民卫生出版社

图书在版编目（CIP）数据

中国医改周期与管理创新 / 王虎峰著 . —北京：
人民卫生出版社，2019
ISBN 978-7-117-29960-2

Ⅰ. ①中… Ⅱ. ①王… Ⅲ. ①医疗保健制度－体制改革－研究－中国 Ⅳ. ①R199.2

中国版本图书馆 CIP 数据核字（2020）第 065439 号

| 人卫智网 | www.ipmph.com | 医学教育、学术、考试、健康，购书智慧智能综合服务平台 |
| 人卫官网 | www.pmph.com | 人卫官方资讯发布平台 |

中国医改周期与管理创新

著　　者：王虎峰
出版发行：人民卫生出版社（中继线 010-59780011）
地　　址：北京市朝阳区潘家园南里 19 号
邮　　编：100021
E - mail：pmph @ pmph.com
购书热线：010-59787592　010-59787584　010-65264830
印　　刷：北京盛通印刷股份有限公司
经　　销：新华书店
开　　本：710×1000　1/16　印张：19.
字　　数：228 千字
版　　次：2019 年 12 月第 1 版　2019 年 12 月第 1 版第 1 次印刷
标准书号：ISBN 978-7-117-29960-2
定　　价：98.00 元
打击盗版举报电话：010-59787491　E-mail：WQ @ pmph.com
质量问题联系电话：010-59787234　E-mail：zhiliang @ pmph.com

序

一

《中国医改周期与管理创新》是虎峰同志关于医改的第四本专著，他提出让我作序，作为相识近 30 年的老朋友，我欣然命笔。

虎峰同志与我结缘于 20 世纪 90 年代中期，当时我任国家经济体制改革委员会分配和社会保障司司长兼国务院职工医疗保险制度改革领导小组办公室主任，虎峰同志任广西壮族自治区北海市社保改革领导小组办公室副主任、社会保险局副局长。1996 年，国务院决定在总结镇江市、九江市医改试点经验的基础上扩大试点，北海市是当时扩大试点的城市之一。我到北海市调研时，虎峰同志反映了不少基层医改面临的实际问题，提出了一些完善医改政策措施的建议，很接地气，很有见地。为此，他连续几年在全国经济体制改革工作会议上做经验介绍。自那时起，虽然工作岗位几经变动，但虎峰同志"咬定青山不放松"，无论是在基层医改部门从事行政管理，还是在大学从事教学研究，近30 年来在医改领域"摸爬滚打"，建树颇丰。

虎峰同志给我的印象是勤于思考,善于提出和研究问题。我感觉他从事研究工作更合适一些。他自中国社会科学院脱产攻读博士毕业后,曾在国家劳动和社会保障部工作了一段时间,那时他自己也不太愿意长期做行政工作,想做些学术研究。我赞同并支持他的选择。由此,虎峰同志调入中国人民大学公共管理学院,专心从事医改的研究和教学工作,成绩斐然。例如,2009 年启动"新医改"之前,国务院邀请国内外独立研究机构提供建议方案,有八套应邀上报国务院的建议方案,被业内誉为"医改方案八大家",虎峰同志领衔提出的方案就是其中之一。虎峰同志到中国人民大学公共管理学院工作以后,我作为该学院的兼职博导,与他在医疗保险制度和医药卫生体制改革方面又有多次互动与合作,从而进一步加深了我们之间的友谊。

初看虎峰同志的新作《中国医改周期与管理创新》,不禁替他有些担心。医改有周期吗? 如果有,其内在规律如何? 这样的问题以前还没有人研究过。我又想起 1996 年在镇江市调研时,一位基层卫生部门的同志对医改"周期"做了这样的描述:第一年认真调研,第二年出台政策,第三年宣传成绩,第四年暴露问题,第五年推倒重来。这类调侃当然上不了学术研究的殿堂,但一些所谓"第一轮医改不成功","新医改又面临诸多困境"的论调,似乎又反映了医改的某种周期性。虎峰同志作为一个老医改人,又是怎样从学术研究层面总结医改周期的呢? 我想,这是从事医改行政工作和理论研究人员都十分关切的。那就请认真看看本书是如何总结国内外有关医改周期的,尤其是虎峰同志结合我国制定五年规划的具体国情,对我国医改周期的独到论述。

翻阅《中国医改周期与管理创新》一书后,我还想谈三个问题。

第一,医改作为世界性难题,在我国从计划经济转向社会主义市场经济、从农业社会转向工业服务业社会、从年轻人口结构转向老龄化的三重转变叠加过程中，更是难上加难。因为工作岗位安排，我曾连续8年参与了职工基本医疗保险制度改革、"医保药"三项制度综合改革和新型农村合作医疗制度的调研及中央、国务院有关文件的起草工作，深感医改是我从事过的多项工作中难度最大的。医改涉及方方面面，又受经济社会大背景的制约，不可能单兵突进，更不可能一劳永逸。在我国医改的过程中，意识形态的观念冲突此起彼伏，不同部门的利益纠葛错综复杂，城市农村的统筹发展难以兼顾，中央地方的权责划分不甚分明。在这样的经济社会大背景下，我们逐步构建了世界上最大的医疗保障和公共卫生服务网络，为经济高速发展和社会总体稳定做出了应有的贡献，成绩得来实属不易。但也应看到，当前群众对医疗保障和医疗服务还有不少意见，激烈的医患矛盾时有发生，这说明在医改领域，不充分、不平衡的问题依然存在，需要我们推动这项改革不断深入。虎峰同志这本书，对医改既肯定成绩，又指出问题，总基调是昂然向上，继续改革前行，对此我深表赞同。我曾经多次表示，医改总体不成功的判断值得商榷，与其说医改总体不成功，不如说医药卫生体制改革起步晚了、力度小了、进展慢了，多年积累的问题至今迟迟没有解决。因此，不断深化改革是必然选择。现在中央确定了"健康中国"的发展战略，从这个高度回顾多年来医改的经验教训，总结医改的规律，也是本书的特色之一。

第二，虎峰同志提出了医改周期理论，他收集梳理了15个样本国家的266次医改案例，这些案例的时间跨度长达110年，从而得出医改有一定的周期性这一结论。同时，他还进一步做了医改类型的分析，从学术角度揭示了医改的规律，据此再结合中国特色的五年规划来研究我国的医改周期性，确有独到之处，颇具一家之言。看后使人比较清楚地认识和了解到"十二五"时期医改主要聚焦于体制型改革，"十三五"

时期增加了管理型的内容,"十四五"时期管理型内容将会更丰富,这对于我们把握政策走向具有重要参考价值。特别要提到的是,本书用较大篇幅论述了医改中的几个重要的问题。比如分级诊疗和医联体,由宏观的政策构架展开,最后落脚到医联体的精细化管理。再如医疗保障(简称"医保"),从医保新构架谈到医保新机制,再落实到精细化管理,点出了当前亟须转型和提升的问题。在药品治理部分,从药品改革政策逻辑,到药品价格形成机制,再到药品产业规划和治理,应该说抓住了药品改革的主线和重大问题。书中虽然没有面面俱到,但几个大的问题抓的比较准,谈得比较深。再一个是非常有建设性的绩效革命和"三化"融合,过去搞改革对体制机制内容讲得比较多,现在看来,一些重大体制的改革是需要相应的管理工具加以支撑的,没有管理工具的完善,体制改革很难落地。为此,虎峰同志在本书中提出了标准化、信息化和绩效化"三化"融合,这个提法较新颖,也有很强的现实针对性,不仅对医改,对相关领域改革也颇有启发。

第三,关于对"健康中国"战略的本质认识。虎峰同志在本书的最后一章分析提出,健康国家的本质是社会发展的一种高级形态。在医改和健康中国的关系上,他从目标、问题、对象、方式、方法以及急迫程度和技术资源等方面将两者的异同、区别、关系等进行了阐述,具有一定的前瞻性。在"十四五"医改思路部分,虎峰同志分析提出,新的价值观应是将公平可及作为一对关系并列,公平放在前面;将质量和效率作为一对关系并列,质量放在前面。这种认识体现了与时俱进的理念,与现有的实际情况相符合。在改革开放初期,我国的主要战略目标是把工作重点放在经济建设上,解决温饱问题,当时对效率看得很重,一度在公平和效率的关系上,把效率摆在前面。随着社会经济的发展,在社会事业方面,国家明确提出公平可及的理念,但是对于质量和效率这两个的关系认识并不清晰，而这一点在医疗领域是非常重要的。另外一个重要的认知，是医生和患者并重的问题。现在医疗人力资源出现了很多问题，后继乏人的情况已很明显，再不高度重视医生及医务人员的重要地位和作用，恐怕由此引发更多的问题，如果医生及医务人员队伍青黄不接，健康中国又从何谈起。

总揽全书，虎峰同志是用公共管理和公共治理的思维，对医改做出了独到的系统性思考，符合医改的实际情况，对医改行政工作者和理论研究人员具有较大参考价值。当然，医改涉及经济、社会以及伦理等诸多方面，一本专著难以概全。还有一些重大问题，希望虎峰同志继续跟踪研究，如面临新发传染性疾病以及慢性非传染性疾病的威胁，公共卫生领域应如何主动适应调整？再如，新医改以来我国加大了公共卫生领域的投入，但公共卫生机构如何更有活力？还有，目前我国基层医疗服务相对比较弱，如何才能更加均衡发展，把医疗保障和医疗服务的网底织密织牢？等等。我与其他读者一样，期待虎峰同志不忘初心，与时俱进，不断跟进研究这些问题，取得更多的学术成果，为健康中国战略献计献策，为百姓健康造福。

宋晓梧

2019 年 12 月

序

二

　　王虎峰老师将要出一本关于医改的书《中国医改周期与管理创新》，希望我作个序。坦率地说，我不是专门做研究的，对作序不是特别在行，但是对医改的事情，从担任国务院医改领导小组办公室常务副主任开始到现在一直参与和关注，其中有一段时间我任国家劳动和社会保障部医疗保险司司长，虎峰老师是我的同事，后来他去中国人民大学搞研究又是同行，相互交流还是比较多的，所以我愿意写一个序，谈一下和这本书相关的事情。

　　总览这本书，感觉有不少新意。该书第一部分首先提出了医改周期理论，认为医改在不断地深化过程中，表现出阶段性特征，每一个国家、甚至每一个阶段特征都不相同，是有规律可循的，并且改革不会是一次性的，将是不断地改革。目前我国的医改总体趋势是由体制型向管理型过渡，不断聚焦质量和效率。同时，又结合我国实际情况，回顾和验证了"十二五"医改、"十三五"医改的规律性。医改周期理论的提出经过了多个国家的案例验证,也和大家的感知相符。书的第二部分,对医改的几个难点问题进行了深入分析,如供给侧结构性改革与医联体建设、医疗保障新格局与新探索、药品领域治理、绩效管理等进行了研究,这是书的重点内容,也是当前医改当中的难点问题,值得深入研究和探讨。第三部分主要是讨论"十四五"医改规划的思路,谈到"健康中国"战略的问题,"十四五"医改更新理念问题等。应该说本书内容丰富,不乏新意,这些问题确实值得从事这方面工作和研究的人深入研讨。借此机会,我也想对书中的一些观点和提及的问题,谈几点认识和评价。

第一是基于对我国社会的认知和制度的把握,建立有中国特色的医疗保障制度的问题。我国从计划经济开始建立了公费劳保制度,到1998年开始城镇职工医疗保险制度改革,这也是最早的医改,为全民医保打下了基础。当时我在国家经济体制改革委员会,虎峰老师在地方也具体参与了改革。时至今日,经常有人会提到为什么在中国搞社会医疗保险,而不是免费医疗,有的人认为英国等国家是免费医疗,制度就是好的。其实这样说不全面,也不客观。全球没有一个普适的制度,不能抛开国情而去谈论制度的好赖,合适的才是最好的。我国目前无法实施这个制度,是因为不具备这方面的条件,比如我国现行分级诊疗略显单薄,基层能力和公共卫生薄弱,经济转型和财力不足等。超越阶段的激进政策会带来重大社会问题,我们当然希望将来我国在这方面有重大进展和完善。在这个事情上我和虎峰老师是有共识的。真正检验一个学者对社会的认识和制度的把握,要看他关键时候拿出的对策和建议。新医改以来,特别是2007年虎峰老师领衔做的"第八套医改方案",坚持了中国特色的医、患、保三方结构,有很大的影响,对确定新医改方案方向有一定学术支持作用。虎峰老师的方案中提出了公共卫生、医疗服务、药品生产流通和医疗保障"四领域"划分,后来的医改方案也提出了建立"四个服务体系",这个表述到今天来看还是具有很重要的政策引导作用,特别是党的十九届四中全会审议通过的《中共中央关于坚持和完善中国特色社会主义制度、推进国家治理体系和治理能力现代化若干重大问题的决定》中讲到这个部分时也是基本按照"四领域"框架表述的。这本书虽然是在一个新形势下写的,但还是按照"四个领域"的框架分类,对医疗保障给予了专门分析。我认为虎峰老师对国情的认识和制度的把握,是很有见地的,坚持的方向是正确的。书中提到如何联动配合,有关部门如何进行协同,利益相关方如何相互协调,这些都很重要。这本书的框架和对医保方向性的把握,我觉得值得肯定。

第二是由医疗保险向健康保险的转型问题。大概在 2005 年前后,国内研究为数不多之时,我作为国家劳动和社会保障部医疗保险司司长提出了"健康保险"的概念,认为保险只保疾病不行,也要有管理预防的内容,不能简单让患者自己选择医生。令人欣慰的是,虎峰老师和我持有一样的观点。他从 2005 年开始发文探索,提出"促进医疗保障模式向健康保障模式转变"。到 2016 年我国确定了"健康中国"战略,转型的问题提上了工作日程。虎峰老师研究的前瞻性,与时俱进的理念和学术思想,我觉得是很突出的。在这本书中,他在分级诊疗、医联体建设的研究当中,提出的医联体外部治理和内部管理的系列观点,标化绩效的管理创新等,在国内是领先的,同时也比较接地气。他不仅进行学术研究,更在全国各地进行实地调查研究,参与试点工作,这个是要有一定眼光、一些定力才能做的。能够把研究一直坚持下来,让更多的人看到、接受以至于认可,是很不容易的。

第三是理论和实践相结合的问题。我一直认为,做研究的学者要有实践基础,这样做起研究来才能理论联系实际。本书内容聚焦医改周期和管理创新,医改周期在一定程度代表了学术创新,管理创新更多是解决落地的问题。本书提出的"三化"即标准化、信息化和绩效化相融合,是理论和实践相结合的产物。这些问题虎峰老师很早就开始研究了。早在 1997 年,他在广西壮族自治区北海市社保局工作的时候,就主持开发了"五险合一"的无纸化基金收缴社保经办系统,并得到了很好的应用,这在当时是为数不多的,一个月的社保缴费托收工作,工作人员利用晚上值班的时间就可以做到,相比之前的打印托收单的方式节省了大量的人力和物力,提高了基金收缴质量。1999 年,他在地方工作时就主编出版了《社会保险管理信息系统》,这是行业内的第一本书。2002 年他又参加了我主编的《医疗保险信息管理》,这在行业内也是比较早的。令人欣慰的是,在本书有一章专门论述绩效管理与"三化"融合,可以看出,这是多年来他在理论和实践相结合上不断探索和积累的结果。

中国医改的成绩是举世瞩目的,在国内民生体系中也具有非常重要的地位。总体来说,我国有丰富的实践,我们做了大量的工作,但是理论研究和总结还略显不够,比如说,近几年关于医改的专著并不多。因此,很高兴看到虎峰老师能出版这本专著,我愿意将这本书推荐给大家,也希望各位同道积极参加研究和讨论,共同推动我国医改沿着正确的方向不断前进。

2019 年 12 月

写在前面的话

写作缘起

党的十九届四中全会审议通过的《中共中央关于坚持和完善中国特色社会主义制度　推进国家治理体系和治理能力现代化若干重大问题的决定》，为我国医疗卫生体制改革提出了新的任务和目标。在医改领域如何不断深入持续推进改革，运用治理的理念和思路促进管理创新，这是摆在我们面前的一个重要任务，也是科研工作者应该努力研究解决的问题。

我国自新医改以来，立足国情，借鉴国际经验，积极探索中国特色医改道路，努力构建中国特色医疗卫生制度，并取得了举世瞩目的成就。医改是全球现象，不是哪个国家独有的，也不是偶发的，而是具有一定的规律性。从国际上看，医改在时间上具有一定的周期性，在内容上具有一定的演变规律，这些是我们研究和借鉴国际医改经验的重要内容之一。就我国来说,医改周期表现为具有中国特色的"五年规划"制度。我国从 1953 年的第一个五年计划(从"十一五"改称规划)到 2019 年已经制定和完成了十三个"五年规划",每一个五年规划都是由上至下、由总到分的社会系统性研究、预测、计划和实施过程(当然在酝酿研究阶段也是由下至上、由分到总的过程,甚至是"几上几下")。我国"五年规划"具有法律效应,是党和国家组织动员社会一切力量团结奋斗的航行图、方向标、指挥棒,是国家治理的重要战略工具。"五年规划"在计划经济阶段发挥了基础性的重要作用,对国家重大建设项目、生产力分布和国民经济重要比例关系等作出计划,为国民经济发展远景规定目标和方向;在社会主义市场经济阶段,则从指令性计划调整为指导性计划,再调整为预期性发展规划;从规划的内容看,从国民经济领域扩展为经济社会发展领域;从规划的客体看,从国有集体等公有为主的对象,转变为各类所有制企业和社会组织。党的十六大以来,随着小康社会建设目标的提出,民生领域的问题越来越受到重视,而医改的"五年规划"可以看作是一个典型例证,从"十二五"开始,我国已经制定和实施了两个"五年规划",正在酝酿和制定"十四五"医改规划。

本文所指的我国医改周期就是医改的"五年规划",这同国际上的医改周期有几个鲜明的区别:第一,我国是主动、自主地制定"五年规划"并引领发展,而国外鲜有这样规律的规划行动;第二,我国在党的领导下,能够做到"一张蓝图绘到底",而国外往往由于政党执政的更迭而导致政策的延续性出现问题;第三,我国"最大的优势是集中力量办大事",而国外的计划很难起到这样的组织动员效果。习近平总书记反复强调,"要坚持问题导向,坚持底线思维,把问题作为研究制定政策的起点,把工作的着力点放在解决最突出的矛盾和问题上。"因此,本书首先从我国医改的"五年规划"谈起,研究分析"十二五""十三五"医改规划的特征是什么，进展成效是什么，然后重点分析当前面临的重点和难点问题是什么。在"十二五""十三五"两个五年规划的医改经验基础上，谋划"十四五"规划，针对性解决现有发展中的问题，是非常有意义的。

写作基础

我有一个口头禅或者说是座右铭：我是把医改作为工作、职业和事业的人。从短期看，医改是工作，也是职业。自2005年于中国人民大学任教起，我便开始筹建"中国人民大学卫生医疗体制改革与发展研究中心（简称"医改研究中心"）"，并将"中国卫生医疗体制改革"申请为研究生课程。同期，我积极参与了中国新一轮医改方案的研究制定工作，并且代表中国人民大学提交了"第八套医改方案"。自此，"第八套医改方案"成为医改研究中心的代名词。之后，我又参与制定了北京市"十二五"医改规划。从任教之初研究医疗保障和卫生政策到2008年开设独立硕士点，再到2015年开设独立博士点、设立卫生政策与管理方向的MPA培训点，直到2018年开设本科荣誉研究型辅修学位，以及开设了各类课程培训班，"医改政策"研究已贯穿了中国人民大学卫生事业管理专业各类学历教育的全过程。从长期看，医改是事业。我从1993年取得武汉大学硕士学位后就进入广西壮族自治区北海市体改委工作，那时接触了医疗保险制度改革。党的十四届三中全会后，我专门发文讨论研究社会保障改革，并因北海市作为国家医疗保险改革的扩大试点城市而深度实践了这项改革。之后，我到中国社会科学院攻读博士学位，后又到人社部医保司工作。故26年间，我始终从事着与医改相关的实践和研究工作，加之早年的医学专业学习以及基层卫生工作经历，医改将贯穿我的职业生涯。而医改本身是一项重要的民

生工作,我曾多次和同学们讲,以做慈善的心来做医改才能忘我,医改
是一项事业。

新医改以来,我在医改的不同阶段,持续开展理论探索,先后出版
了"医改三部曲"。新医改方案出台前,2008年出版了《解读中国医改》,
第一次公开提出我国医改内涵应界定为"公共卫生、医疗服务、药品生
产流通、医疗保障"四个领域。医改方案出台后,2009年出版了《中国
新医改:理念和政策》,对新医改方案进行了系统解读,对重点问题从理
论到政策再到实施进行了详细探讨。"十二五"期间,2012年出版《中
国新医改:现实与出路》,首次提出了医改行业系统(穿白大褂的)与社
会系统(不穿白大褂的)协同配合,其中用四个章节论述了健康教育、运
动与健身、环境问题、食品问题,与2016年国家确定的"健康中国战略"
及2019年出台的《健康中国行动(2019—2030年)》方向一致。2019
年底,"五年规划"交替之际完成《中国医改周期与管理创新》书稿,以
期运用医改周期理论分析总结我国医改经验,分析管理难点,分析和预
测"十四五"期间医改方向。

定位和结构

卫生政策和管理是一门应用科学,而医改更是理论和实践高度结
合的研究领域。没有理论,就很难解释清楚医改的规律;若不以实践为
例,也就无法验证理论的指导意义。因此,我尝试在两者之间做了平衡。
本书前四章论述医改规律、宏观规划和趋势,对医改周期理论的产生和
意义,以及其与中国特色医改和国际经验的关系进行阐述,同时把握住
中国特色的医改周期即"五年规划",深入剖析"十二五""十三五"医
改的特征,并验证结果,分析改革每个阶段间的相互关系及其升级转型
的规律,为研究"十四五"医改规划做好铺垫。

后四章探讨医改实践中的管理问题,包括了医疗、医保、医药的"三医联动"以及医疗机构绩效管理等问题。当中有很多热点和难点问题需要结合实践来探索,包括供给侧结构性改革与医联体建设。一是如何落实分级诊疗政策,如何以医联体建设为抓手,如何破解医联体未来发展中的管理难题;二是探索研究医疗保障新构架下的运行机制,如何开拓医疗保障精细化管理;三是药品改革的整体逻辑、政策和改革框架,以及最敏感的药价问题,以及如何从产业规划和治理视角入手解决;四是关于绩效革命与三化(标准化、信息化、绩效化)的融合。当然,还有很多的问题也是不容忽视的,比如疾控领域的改革问题,基层医疗机构服务能力提升以及医务人员薪酬的问题,非公立医疗机构的监管和发展问题等。这些问题还会以其他形式做深入研究,比如 2019 年我牵头申请中标的国家社科重点项目《"互联网 +"环境下基层医疗卫生服务能力提升路径和方法研究》,将对基层能力提升进行专门研究。未来对这些问题的研究成果也将通过不同形式进行交流分享。

最后,专门谈一谈关于"十四五"发展方向的问题,这也是本书的落脚点。主要讨论以下这几个问题:第一,一方面要实施健康中国战略,一方面要推动医改。要厘清两者之间的关系,其区别与联系是什么,如何协同推进。第二,"十四五"医改工作应该怎么抓、做什么、怎么干。第三,我个人体会到时间也是医改的重要维度。如何认识改革周期、认识改革阶段,如何把握改革时间、改革节奏,如何在安排、检查、督促改革工作的同时把时间维度的规律性、科学性加进去,从而推动医改工作高质量、高效率发展。这些思路比较宽泛,算是研究制定"十四五"的前奏曲,这些思考不能替代具体的医改规划研究,算是方法论的参考。我有幸承担了国家《"十四五"医改方案整体研究》工作,将专题对规划的细节进行调研分析、论证测算和设计。这里不再展开了。

此外,书中另附了两个内容:一是新医改重大政策出台的时间表,这是很重要的改革线索,值得收藏和浏览。二是我对医改重大政策的解读,包括 22 篇解读文稿,虽然一些在门户网站公开了,但是第一次正式收录,同政策出台时间表对照阅读,或许有不同的感受。

鸣谢

书稿成形后,曾将征求意见稿送呈 6 位专家和领导评阅,他们在百忙中抽时间反馈了点评意见,给予了中肯的评价和热情的鼓励,也指出了不足之处,本书诸多关键之处的改进得益于这些帮助,他们堪称笔者的良师益友,应相关方面要求,不再一一提及名字。在此,对他们的大力支持和细心帮助表示衷心感谢!当然,由于能力和时间有限,文中纰漏在所难免,本人对全书观点负责,同时,恳请同行不吝批评指正。

王虎峰

中国人民大学医改研究中心

2019 年 12 月

目

录

学术印记

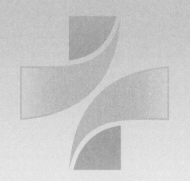

2006 年，笔者在中国人民大学公共管理学院开设《中国卫生医疗体制改革》研究生课程。

2007 年 1 月，笔者在中国人民大学申请成立了中国人民大学卫生医疗体制改革与发展研究中心（简称"医改研究中心"），任创始主任。

2006—2007 年上半年，笔者研究并提出了《中国卫生医疗体制改革建议方案——基于公共管理精神、社会医学规律、改革成本测算和风险对策分析的研究》报告（又称"第八套医改方案"），被正式邀请向国务院医改办交流汇报。在建议方案中界定了中国医改"四个领域"的内涵，提出"四领域分析法"。

2008 年 1 月，笔者出版《解读中国医改》，书中首次公开论述中国医改的"四个领域"。

2012 年，笔者在《经济社会体制比较》杂志发表《医改周期：基于 15 国百余年医改事件的结构化分析》论文，首次系统阐述了医改周期理论，对医改进行了分型，研究结果显示样本约 6.2 年就会有一次医改，在此基础上预测了我国医改的走势。

第一章

新医改与医改周期理论

2009 年我国启动的新医改，是改革开放以来本领域最重要的一次改革，也可以说是令世人瞩目的重大社会政策变革，时至今日仍在延续和深化。如何对新医改进行深入剖析和科学总结，如何研究医改发生发展的规律，这个课题摆在大家面前。本书尝试从公共政策的视角进行探索。

第一节　在论争中启动新医改

2009 年 4 月，《中共中央国务院关于深化医药卫生体制改革的意见》（中发〔2009〕6 号，以下简称"新医改方案"）出台（本轮医改以下简称"新医改"）。新医改可以说是史无前例的，系统、深入的医疗卫生体制改革。为什么讲史无前例？在这之前，改革开放后经历了 5 轮的改革,但是多数改革要么层次不高,在部委层面进行推动,中央国务院很少发文;要么范围小或仅在一些地方试点,并没有在全国范围内进行系统改革;要么就是持续时间短。1997 年我国曾经启动过一轮医改,中共中央、国务院颁布了《关于卫生改革与发展的决定》,先后出了约 14 个配套文件。配套文件出台后,正在试点过程中就遇到了严重急性呼吸综合征(severe acute respiratory syndrome,SARS)。SARS 的冲击导致改革戛然而止,因此未能产生后续的效果。所以笔者认为,前面的改革对新医改起到了重要的铺垫作用,但是难以同新医改相提并论,限于篇幅,不再展开赘述。

对新医改的历史地位,笔者认为有几点:一是改革开放后医疗卫生领域发生的第一次全面深刻的重大改革;二是新医改促进了健康中国战略的确定和实施,且会一直延续下去;三是为学术界所津津乐道的,从 2006 年开始启动议程,2009 年正式发布实施的新医改方案,堪称社会领域的经典改革。为什么这样说呢? 因为从开始对医改的讨论甚至争论,到最后邀请国内外多个研究机构建言献策,再进行高层级的推动,这样的改革制定过程和公众参与注定了这轮改革与众不同并将载入史册。不管是从党和政府的层面、社会层面,还是学术层面,大家公认这次改革是具有重大的历史意义的,开辟了我国社会领域改革的新路径,对中国社会经济发展起到了重要的助推作用。经查阅国内外文献,特别是国外学者关于中国公共政策、政策评估、公共参与等经典的研究发现,不少是以新医改作为案例切入点、观察口来进行的。还有国际社会对中国改革的评价,鲜有如新医改这般受到国际社会的持续关注和不断评价,这种现象可以说是空前的。在新医改启动 10 年之际,我们再回顾这段历史,总结经验,探讨未来"十四五"该如何走,是具有非凡意义的。

讲到新医改,不得不谈到新医改启动的原因。之所以从这个地方谈起,是因为本书采用的研究视角是公共政策的视角,遵循了基本的公共政策生命周期理论。一项公共政策需要经过政策制定、政策执行、政策评估、政策监控、政策终结等阶段后形成一个周期。其中公共政策议题的选定是源头,因此,首先应从政策议程的设定来分析,为什么新一轮医改政策的议程能够设定?启动这个议题的动因是什么?

回答这个问题要谈两个背景。一个是 2003 年在我国以及一些周边国家和地区暴发的 SARS 疫情,这个可以说是我国乃至国际社会在公共卫生领域遭遇的严峻挑战,也是新的课题。我国在 SARS 疫情期间主要面临以下挑战:第一是疾病应急机制。大家在防控已知疾病上有一套成熟的办法和有效的手段,甚至有一些疫苗可以应对,但对未知的疾病,在存在很多不确定性的情况下,应对起来非常困难;第二是 SARS 为呼吸道传染病,与季节有关,加上人员流动频发,使得防控难度加大;第三是我国公共卫生体系存在的反应机制不灵敏、联动机制不健全、疫情报告监测预警系统落后、后勤保障不利等积累的问题也暴露了出来。

万幸的是,在发现问题后我国采取果断措施,科学应对,通过紧急动员、高度重视,以及与世界卫生组织等国际社会密切合作,在短时间内变被动为主动,把疫情控制下来了。在这之后,我国很快正视了自身公共卫生领域存在的问题,着力构建应急系统、疫情的直报监测系统、应急响应系统等,整个公共卫生系统得到了加强。在 SARS 疫情中后期,国际社会对我国在 SARS 疫情中的处置表现给予了很高的评价。从此之后,我国在后来的禽流感、甲型 H1N1 流感等系列传染疾病的应对当中,始终站在第一线,通过高度的责任心带头做好国际的联防联控工作,在国际社会发挥了中坚作用,赢得了国际的赞誉,也体现了大国的担当。

这个事件让大家认识到,一个小小的病毒,如果处置不当甚至会影响到全社会的安全稳定。SARS 疫情过后,包括国际社会在内的研究重新评估并认识到,与 SARS 类似的疫情是属于重要的非传统安全因素。后来有些国际知名高校在外交学院里也开设了公共卫生方向的研究,原因是接二连三的疫情给国际社会安全稳定带来新的挑战。美国等一些国家在这个事件之后还专门成立了相应的委员会,致力于研究未知的致病因素,从而应对那些未来可能会产生的未知致病因素的袭击。这个事情在多个方面给我国和国际社会卫生体系带来了反思,敲响了警钟。

另一个事情不得不提,《中国青年报》2005 年 7 月刊,把国务院发展研究中心关于中国医疗体制改革的课题报告进行了披露,其中最引人注目的一个新闻稿件,其标题为"中国医改不成功",被广泛转引报道。这项报道引起了关于医改的大讨论,总报告大概 10 万字,分报告几十万字。很显然,这句话是在报告中间的一个转折句当中摘出来的,而医改整体的成就和面临的问题是没办法用这一句话概括的,但是这句话之所以引发了大家对医改的关注,是因为社会上实际存在的"看病难"和"看病贵"的问题。虽然学术界不应该这样去概括和描述问题,但从全社会来讲,大家更加愿意用一个口头禅或者给中国卫生系统贴上一个标签——解决"看病难,看病贵"问题,直至今日,很多人还在用这个词组。作为研究者,笔者认为这个概括过于简单了,问题远远不是这个样子,要比这个复杂得多。

上述两个事件是从公共政策角度来讲的,可以看出,第一个是SARS 疫情带来的后续效应,给我国提出了新的课题和挑战,暴露了卫生体系的问题,检视到确实需要改进和完善;再一个是关于医改是否成功的大讨论,实际上是让舆论和更多的人去关注这些社会问题,这也是政策议题设定的来源和助推的重要渠道。这两个事件概括出来,从政策形成的角度来讲,它主要是让社会以及政府高层进一步认识到"看病难"不是单纯的技术问题,也是社会问题,更是制度安排和政策问题。有这样一个例子,如果一个人病了,医生可以帮助解决;几个、几十个人病了,医生也可以解决;但如果成百上千的人病了,那医生也解决不了,一定要靠制度和政策。医生对个体可以有很多的解决办法,但是对于人群,医生没有太多的办法。

通过前面这两件事,促使看病问题进入到高层的视野,也促成了关于中国医改政策议题的确定。

在当时的背景下,2002 年召开的中国共产党第十六次全国代表大会(以下简称"十六大"),提出全面建设小康社会的奋斗目标。《人民日报》采访了国家统计局副局长,刊登题为《全面小康什么样》的访谈。小康社会的基本标准列在其中。笔者通过研究发现,有很多与医疗和健康相关的指标。实际上我国高层也进一步认识到,要建成小康社会,看病问题是不可回避的,也是必须解决的问题。从 2006 年开始,我国酝酿成立了国务院医改领导小组部际联席会议机制,后来几次不断扩充成员,从最初的几个成员单位,到后来扩充到 11 个部委,最后扩充到 16 个部委;从最初的部际联席会议,到最后成立医改领导小组专门来推动医改。

2009 年,筹备新医改方案时,最初的想法是由部委提出方案,但是考虑到医改的复杂性,邀请了国内外独立研究机构来参与医改方案的制定。这个想法是社会政策改革史上一个很大的进步。据调查研究得知,现在很少有社会改革会邀请国内外的研究机构来共同提供解决方案。应该说医改方案的研究制定是一个成功的案例,体现出我国政府想通过广开言路来实现科学决策、民主决策,其中包括国内外的研究机构。正因为这种兼收并蓄、多方参与的精神,才有了中国人民大学医改研究中心的《中国卫生医疗体制改革建议方案——基于公共管理精神、社会医学规律、改革成本测算和风险对策分析的研究》(被媒体称为"第八套医改方案")。

2006 年下半年,笔者在中国人民大学牵头成立课题组,研究中国医改的建议方案问题。到 2006 年底,基本完成了关于医改的建议方案,暂定名为《中国卫生医疗体制改革难点分析和方案建议》,这就是后来提交国务院的"第八套医改方案"的原始版。笔者在完成建议稿之后,召开了座谈会,邀请了有关部委专家参加,当时参会的领导和专家都给予了大力的支持、高度的评价和充分的肯定,也提出了很好的建议。在这个基础上,笔者将报告向有关部门做了汇报。

在此之后,国家发展和改革委员会(即"发改委")、原卫生部、财政部等部委领导,对此事高度重视,都给予了批示或邀请笔者进行专题研讨。特别是原卫生部高强部长,于 2007 年 4 月 28 日下午,专程来到中国人民大学医改研究中心,用半天的时间听取了汇报,并认为笔者的研究方案框架新颖,内容翔实,明确提出要在这个基础上进一步修改完善,提交国务院医改领导小组。课题组应邀于 2007 年 5 月 30 日,参加了评审八套医改方案的总结性会议,发改委、原卫生部、财政部、劳动和社会保障部等部委领导出席。课题组提出的"第八套医改方案"得到了与会代表、领导、专家的高度评价。同年 6 月 4 日,《21 世纪经济报道》报道提到:"第七、第八套医改方案在高度强调政府主导的同时,也重视发挥市场的活力。比如第七套方案就提出,政府在医疗筹资和服务购买上发挥主导作用,但在医疗服务提供上,强调发挥市场的灵活性和主动性。权威渠道传来的消息是,发改委、财政部和劳动社保部对第七、第八套方案较为首肯"。6 月 30 日,哈尔滨医科大学杜乐勋教授(中国卫生经济学会学术委员会委员、卫生经济学家)在接受《中国经营报》采访时表示:"第八套医改方案"体现了均衡思路,有助于决策层在此基础上"捏合"其他医改方案的亮点,可行性比较高,是"争议较少的一个(方案),得到不少与会专家的首肯"。同时,该报以"'第八套医改方案'呼声最高"为主题进行了详细报道。

　　从那个时候开始,笔者与中国新医改结缘,开始深度参与医改,十年如一日地进行跟踪研究。在和领导汇报以及和各方交流过程中,有人就中国人民大学专门成立医改研究中心提了这样的问题:医改是不是几年就可以结束了? 为医改专门成立一个研究中心是怎么考虑的?说者无意、听者有心,虽然只是一个聊天,但是作为专门研究医改的学者,当时隐约感觉到这不是简单的问题,确实应该回答究竟医改是不是几年就会结束,能不能几年就结束的问题。国外在做医改,国内也在做医改,此医改和彼医改一样吗? 究竟有没有规律可循? 笔者把这些问题记在了心中。医改启动初期,争论的问题非常多,并且很多都是重大问题,比如笔者 2008 年发表在《中共中央党校学报》第 3 期的文章《论争中的中国医改——问题、观点和趋势》,在文章中,笔者梳理了关于医改争论的十个焦点问题。第一是关于政府主导还是市场主导的问题;第二是关于补需方还是补供方的问题;第三是关于采取英国模式还是美国模式的问题;第四是关于公立医院是实行"收支两条线"还是彻底进行改革的问题;第五是关于医生的激励和约束机制如何建立的问题;第六是关于重点发展公立还是非公立医疗机构的问题;第七是关于医疗服务价格、药品价格管制是放还是收、是升还是降的问题;第八是关于医疗保险是"保大病"还是"保小病"的问题;第九是关于社区卫生组织的定位和发展方向的问题；第十是关于城乡一体化还是城乡二元化的问题。

对这十个方面的问题，笔者做了认真的思考，相信每个人特别是专家学者都有自己的观点，通过十年医改的检验，观点如何？有没有被采纳？是对还是错？应该更容易比较和判断了。10 年前笔者发表的文章已经在那里了，本书在后面的章节逐一对比现实进行检验，此处暂不展开。

在解决了论争的一些急迫重大的问题之后，笔者把医改周期问题作为一项任务开展研究，历时数年，于 2012 年发表了题为《医改周期：基于 15 国百余年医改事件的结构化分析》的文章。这是笔者第一次提出了医改周期的概念，同时也对医改周期运行规律进行了描述。这个理论在今天来看来，反映了中长期的医改趋势。随着时间的检验，越来越多的人开始认识并且重视到这些观点。文章发表 7 年来，在"十四五"阶段来临之际，又进一步运用医改周期理论分析当前和下一阶段的医改，有一些体会和收获。为了能够详细解释分析过程，下面对医改周期理论先阐释一下。

第二节　医改周期理论的产生

从酝酿研究医改周期到文章发表，有几年的时间。在医改方案出台之前，笔者最主要的问题是配合医改的进展做了一些政策研究。医改方案出台之后，最急迫的任务还是怎么去研究解读，包括参加研究制定配套政策。直到 2010 年笔者开始把这个问题提上日程，这也是一个从选题方向，到确定选题、再到研究设计，最终产出成果的过程。这个过程不但对本人的研究，对中国医改的研究，乃至未来"十四五"的研究都至关重要。文章发表的内容只是成果的一部分,还有很多的内容,笔者想借此机会分享一下。

第一个阶段要思考的问题是医改周期是否存在? 为了解决这个问题,笔者查阅了很多相关的文献,主要是关于其他的周期研究。首先笔者查阅了关于经济周期的理论,在经济周期理论当中又衍生出很多的亚周期,比方说金融周期、房地产周期。笔者认为周期理论有一个很大的特点就是在研究经济周期的过程中,很多是需要量化的,医改的研究是没办法做到全部量化的,距完全量化的研究还有很大差异。因此,在研究的方法上需要另辟蹊径,不能单纯地用数量模型进行研究。这是笔者得出的一个结论。同时,经济周期实际是研究国际的经济周期同步性和互相影响的课题,它是通过变量之间的关系来描述相互之间的影响,包括贸易、金融之间是怎么影响的,是按照这套理论来分析的,是有自己的周期传导机制的。在医改领域当中,怎么去研究,如何寻找共性,这也是要解决的问题。所以研究完关于周期的文献之后,笔者认为可能是存在医改周期的,但是研究思路和方法与经济周期不同,需要另辟蹊径,有必要去尝试。

第二个阶段笔者开始构思研究设计。医改在社会领域和政策文件上成为了高频词汇。但研究后发现,这样一个高频词,在国内外官方文件,包括很多学术界的出版物中并没有给出准确的概念,这就是做医改周期研究过程中面临的第一个大问题。为此,笔者对国内外的相关文献进行了梳理研究,尝试对医改的内涵、外延和认定标准进行界定。但要界定医改的概念首先要明确健康服务的概念,为什么医改的概念和健康服务的概念相通? 因为在国际上一般情况下将健康服务译为"Health Care",医改译为"Health Care Reform 或 Health Reform"。笔者通过研究国外健康服务的称谓,以及国际上对于健康的概念时发现,不同国家对健康服务或卫生服务的概念不同,比如有些国家认为卫生服务是指卫生保健专业人员从事或者指导下的服务工作,目的在于促进保持恢复人们的健康,其中除了个人卫生保健外,还包括卫生防护措施和卫生教育。又比如在美国,健康服务被普遍视为帮助人群维护或恢复到健康状况或维持和达到最大化医疗改善等。还有很多学者也都提出了对卫生或健康服务概念的界定。欧洲的学者在对健康服务进行界定时,往往采取相对狭义的概念,即通过某一个医疗保障项目和系统,为社会和个人提供的维护和促进健康的相关服务。根据其研究对象不同,提供服务的医疗保障系统可以为国家卫生制度或者国民卫生服务,还有社会医疗保险制度,也可以为私营和自愿医疗保险。

所以在理论和实践上,对健康服务并没有一个整齐划一的标准,因为世界上没有完全相同的健康服务体系。但是各个国家和国际组织基本上都将健康服务定义为当年全社会所消耗的各类用于恢复和维持健康的各项目服务的总和。笔者认为虽然有一些国家采取相类似的健康服务模式,但很难有完全相同的制度安排。所以笔者将医改的概念和内涵界定为:一国政府为了调整和完善健康服务制度,在立法和重大政策层面所进行的重要调整努力及其带来的系列变化。为了便于分析,本书进一步界定本概念的外延:从层次上看,在绝大多数有中央立法权和中央制定健康政策权力的国家,只有中央政府层面推动的改革才认定为本文所指医改范畴,不包括地方自主进行的改革[①]。医改的范围标准,本书认为只有对健康服务的服务供给方(医院、医生和护士)、健康服务的筹资方(财政或者医疗保障)、需求方(居民和患者)进行全局

---

① 研究发现只有加拿大有一个例外,将一次首先由州试点的改革计算在内。因为加拿大地方有立法权,那次改革影响较大,后来带动了其他州的改革。

政策调整,并且有官方公开文献记载的改革才纳入文献搜集和分析范围。医改的起始标准,按照一般政策分析的标准,一个政策的生命过程可以被划分为广义决策与广义执行两大部分。决策包括社会问题的形成、社会问题的确认、政策议程的建立和政策规划的实施;执行包括政策方案的执行、执行效果的评估、政策的调整与改变和政策的废止与终结。本书认定在以上条件下,一国经过了社会问题的形成和社会问题的确认阶段,正式确定医改的政策议程,便把它算作是政府对医改的一次尝试。比如,美国近几十年在这方面做了许多尝试,尤其是克林顿执政时期正式启动了医改,虽然没有完成,但也算作一次医改事件纳入文献搜集和统计分析范围。这样,有利于分析各种各样的医改及其规律。

为方便讨论,本书尝试提出医改周期的概念。医改周期与经济周期不同,它不可能像经济周期那样用量化指标来解释和说明。因为医改是一种国家或政府的行政行为,并且健康服务的质量和数量本身与经济社会发展、公共治理和公共服务、重大卫生事件等相关。因此,简单套用或借用经济周期的概念是不可行的。本书认为广义的医改周期是指全球范围内在某一个时段频繁出现的现象,是在一定社会经济背景下产生的周而复始的循环现象;狭义的医改周期指某一个国家从一轮医改政策或医改行动的启动,直到下一轮医改政策或行动的产生,是一个时间段的概念,用来衡量医改的频繁程度。在界定了医改概念之后,笔者又尝试界定了医改周期的概念,这是笔者所解决的一个难题,即把医改、医改周期的概念明确了下来。

紧接着需要解决如何选择文献和如何选择样本国家的问题。在样本国家方面,按照三个维度进行抽样。首先按照不同的经济发展水平来选择。为什么这样去考虑呢? 因为高收入国家国民生产总值的收支结构和中低收入国家是有区别的,特别是工业化程度高的国家,较早经历了工业革命,它的保障制度建立的时间一般都比较长,所以按照世界银行的分类标准分别选取了高收入、中等偏上收入、中等偏下收入的国家作为样本。低收入的国家为什么没有选择呢? 因为受限于资料的可获得性,低收入国家不仅是收入低,而且往往没有这方面资料的记载。第二是按照地域维度。欧洲的、北美洲的、南美洲的、亚洲的、大洋洲的,每个洲的国家都有代表性;其中,虽然笔者有意挖掘非洲案例,但是由于资料的限制,没办法和其他国家进行匹配,所以只能放弃。第三是按照制度类型。在研究的过程中,笔者把常见的国民卫生健康服务模式的国家,还有实行社会医疗保险模式的国家,以及实行商业健康保险模式的国家都纳入了研究范围。

此外,就是对文献的要求。想要研究周期,文献资料的发表时间范围一定要足够广,这样才能充分显示周期性的变化规律。为了能最大限度地截取一个时间段,笔者把起点设在公元 1900 年,截止时间设为 2010 年。文献以能够公开获取的资料为准,主要是英文,当然也有些其他语种,笔者团队也尽量地去找专业人士帮助解决。

搜集文献的研究过程中经历了以下几个步骤:第一,按照国别、时间顺序,做医改事件的检录。第二,检录到医改事件之后,把史实性的资料和专业资料结合运用,有的通过一些国家大使馆驻京办事机构深入了解掌握改革的情况,有些是一手资料。第三,在资料尽量充分掌握之后,研究最后选定了 15 个国家。应该说这 15 个国家具有比较广泛的代表性,这 15 个国家在过去的 110 年当中总共进行了 266 次医改。在完成了资料采集之后,笔者进行了结构化分析,即如何能够把一些描述性的内容变成可分析、可量化,能够进行文本结构分析的资料。当时文本分析软件还没有广泛使用,于是笔者借助计算机软件的开发方法,把医改的时间和内容进行模块化分析,通过结构化编码来进行统计分析。为了完成结构化编码,又对医改类型进行了分析,分析的过程是比较艰难的,因为研究要不断总结、研究、提取、拆分。

通过对形形色色的医改事件当中共性内容的不断提炼、反复研究,笔者最终提出来了医改的三种类型。第一个是体制型改革,体制型改革是指一个国家卫生体系发生根本性变化的改革,比方说提供卫生医疗服务的宗旨和理念发生变化;比如说医疗服务供给方发生了变革,有的时候免费、有的时候有偿;比如说卫生医疗服务机构性质发生变化,公立或者私营的变化;比如说筹资渠道和来源发生重大变化,一般税收转为了工资税;比如说医疗保险险种增减了,过去有,现在没有了,或过去没有,现在有了。像这些重大变化,笔者把它们归为体制型改革。

还有一类是管理型改革,管理型改革是上述的根本体制没有变化,但是管理和服务内容发生了变革,主要是指卫生医疗机构的诊疗标准发生变化,卫生医疗机构的数量发生变化,特别是医疗福利包,还有费率调整、费用结算方式,覆盖人群和覆盖面,资金征集手段,统筹水平的提升,还有相关中介机构的建立和调整,信息系统的建设与卫生医疗服务效率和质量的提高等。这些改革,笔者认为它们是管理型的改革,是属于管理范畴的,是围绕管理在做文章。

当然,如果一个国家两类改革都有的话,可以称为混合型改革。在研究具体的医改事件后笔者认为,以新建某项制度为改革目的的归类为制度型改革;如果改革是在原有制度基础上,要提高质量和效率,围绕管理做文章,就把它归类为管理型改革;还有一些改革二者同时具备,就把它归为混合型改革。这样笔者完成了研究资料结构化指标的构建。

紧接着是对指标进行分析。在分析的过程当中又考虑能不能与经济周期或其他政府自身改革进行相互参照。为此,笔者研究了近百年来政府治理之道的变迁。研究从 1900 年到 2010 年总共划分为以古典自由主义、凯恩斯主义、新公共管理运动、新公共服务理论为标志的几个阶段。笔者试图探讨医改和它们之间的关系,同时又把国际上重大的经济周期也进行了阶段划分,试图找出医改周期和经济周期之间究竟有没有关联。所以在做好这项工作之后,笔者着手分析,期待以上资料、内容和考量能够给出一个惊人的发现和结果。

第三节 医改周期和 6.2 年

期待已久的谜底马上就要揭开。

第一,要回答究竟有没有医改周期。研究的结果是医改周期确实存在。在通过对大量数据的统计,并结合案例分析后,第一个得出来的结论就是 15 个样本国家在 1900—2010 年的这 110 年期间,不完全统计有 266 次医改,平均每个国家有 17.7 次,约 6.2 年发生一次改革。这个数据第一次让我们了解到,没有哪个国家是一次性解决了医改问题的,这么多样本国家统计的结果是平均每个国家都有十多次医改。所以笔者非常有底气地说医改不是一次性的事件、不是偶发事件,不是哪个国家所特有的,可以说是多个国家所共有的、周而复始出现的社会现象。

第二,改革活动呈现明显的聚集区间,换句话说也是有规律可循的。在这一百多年时间当中,从 1900 年至 1979 年的 80 年期间,这

15个规律可循样本国家约发生了125次医改,平均每个国家8.3次;而1980年到2010年的这30年期间,却发生了141次医改,平均每个国家9.4次。所以很明显,频率是在逐步加快的。

第三,在100多年的历史长河当中,医改的几个峰值都和国际社会政治、经济环境变化直接相关。数据分析显示,第一次世界大战后、第二次世界大战后和20世纪70年代分别出现了三次医改的高峰,这个可以解释为第一次世界大战后的重建和第二次世界大战后的重建,以及20世纪70年代以后经济危机带来冲击后所引致的医改,以上历史节点成为了各个峰值的背景原因。所以,可以说医改有强周期、弱周期,从大的方向来看,1979年之后进入了强周期。

接下来分析医改的发生与否和哪些情况最相关?这个也是大家非常关心的问题。联想到2000年世界卫生组织对成员国首次开展的卫生绩效评价,对每个卫生成员国给予定量评价,可以说是轰动一时。笔者将其结果与医改事件频次相对应,分析究竟医改的频次同卫生绩效有没有直接的关系。在分析后发现,同为改革14次的挪威和韩国,分别位列世界卫生组织榜单的11位和58位;同为15次的捷克和美国,分别为48位和37位;同为16次的澳大利亚、德国、印度分别为33位、25位和112位。为了扣除样本国家首次发生医改事件出现的年份误差,笔者把它换算成标准年的频数值,也就是说从它第一次实际上发生医改事件开始重新计算,同为标准年频数值为0.19的新西兰和意大利,绩效排名分别为41位和2位;同为标准年频数值为0.20的美国和德国,绩效排名分别为37位和25位;日本和印度的标准年频数值分别为0.26和0.25,比较接近,但是绩效排名分别为10位和112位。笔者对这些数据给出了这样的解释:一个国家的医改次数和整体卫生绩效没有直接的对应关系,医改的成效受多方面因素的影响,所以不但要重视医改的数量,更要重视医改的质量。这反映出改革的路径选择、方案制定、政策实施,应该说对卫生绩效有着更加重要的决定性作用。

再一个,也是需要特别研究的,通过不同收入分组和医改发生的频次进行比较分析,笔者发现 11 个高收入国家平均发生医改的次数为 20.1 次;4 个中等偏下收入的国家平均发生医改次数为 11.3 次。总体来说,高收入国家发生的频次多,中等偏下收入的国家发生的频次低。可能的原因是高收入国家普遍建立卫生服务和医疗保障时间长,所以改革的几率偏高。另外,医改的推进都需要一定的财力支持,并且高收入国家对医改有更高的需求,所以这个容易理解。

真正需要找出来的是下一个问题,即医改和卫生医疗模式是否相关?笔者按照不同的卫生模式类型和世界卫生组织的卫生绩效排名进行分析比较。分析比较的结果是,采取国民卫生服务模式的国家,在管理型改革上做的工作比较多;而采取社会保险模式的国家相对在管理型改革方面做得少一点,可能的解释是国民卫生服务这种模式的运行更加依赖于管理,因为管理更需要精细化,或者是这些类型的国家本身建立起相关制度的时间比较长,制度相对比较稳定,因此管理型改革投入相对比较多。但笔者经过分析发现,在不同的模式之间,并没有显著的差异或者规律性的差异,因此这种分析再一次证明医疗保障只有合适的模式,没有全球公认的最佳模式,合适的才是最好的。

还有一个问题大家也比较关注,笔者在研究的过程当中设计了两个背景,一个背景是和政府治道变迁阶段划分相对照;再一个和经济周期相对照。在与医改发生的图谱进行比较后,结果有一个意外的发现:

医改周期与经济周期基本无关，而与政府治道变迁的阶段性紧密相连，这主要体现在每一个政府治道变迁的节点上都紧随有医改高峰的出现。比如说在初期的政府治理模式阶段从 1900 年到 1933 年，第二阶段是从 1934 年到 1979 年，第三阶段是从 1980 年到 1999 年，第四个阶段是 2000 年之后，可以看到在医改的变动趋势图上，每个阶段交替期时，分别出现的四个高峰与政府治理模式的发展阶段基本吻合。分析认为，医改本身也是政府治理在社会领域当中的一个表现，很多体制机制和管理的改革也是政府对社会事务改革的直接反映，所以两者之间有这么高的相关性，从理论上也是能解释得通的，但是给我们的启示是医改确实不仅是医疗领域的问题，更多的是政府如何办社会、如何管社会、如何让社会领域同政治经济其他领域相协同、相配合，以及平衡发展的关系。所以未来的研究要从更高的层面来看待医改和政府治理之间的关系。

接着是这 15 个样本国家的 266 次医改究竟在改什么？有没有规律可循？通过结构化分析，对其内容进行梳理，再通过分析和统计，寻找到其规律性。在体制型改革方面，各国做得最多的就是 4 件事：一是医疗保险险种的增减；二是服务机构性质和功能的改变；三是宗旨和理念发生变化；四是筹资来源和渠道的变化。这是发生体制型改革最常见的改革内容。从管理型改革来看，最多的是这几件事：第一是相关管理和中介机构的建立和调整，第二是效率和服务质量的提高，第三是服务机构建设和数量的变化，第四是医疗福利包的变更。所以，虽然每个国家有自身的情况，在启动改革的时候，都有各自的背景和原因，在推动方面都有各自的动因，在实施过程中，也各有各的苦衷和难题，但实际分析后认为，大家做的事是有很多的相似性、共同性的。因此，上百年来的体制型改革和管理型改革中，这几个具体选项做得是最多、最频繁的。通过分析这些改革内容，也使笔者心中有数，医改虽然纷繁复杂，但也是有规律可循的。

最后解释一下对平均 6.2 年改革的认识。首先，任何研究的结论和标准，都有一个具体的结果或者尺度，才能说明这些问题。但是任何研究结果又是相对的，6.2 年首先说明了医改是有周期的，这个周期是由具体的数值来代表、来说明的，但是要理解它，不能机械地生搬硬套。同时，这个 6.2 年是 110 年间的平均值，从前 80 年来看，它是弱周期，相对来说频率低一点，间隔长一点；到后 30 年是强周期，频率就高一点，间隔短一点。所以现在整体来说周期是走强的，间隔是变短的。因此现在来看，平均周期就不到 6.2 年，并且这也是一个变化的过程，是一个变动的值。再者，6.2 年是 15 个样本国家的平均值，具体到每个国家有的可能高，有的可能低，每个国家的情况不完全相同。

所以 6.2 年的医改周期，仅仅是告诉我们，医改不是一次性的工作，而是循环的过程，每一次循环实际上又有不同的主题和内容，当然在不同的主题和内容之中，还有相似的内容。所以说每个国家的医改都有独特的故事，不同的故事有着惊人相似的情节。从趋势上看，基本上可以得出这个结论：医改是有周期的，100 年来前弱后强，每一个高峰往往和政府治道变迁有着直接密切的关系；直接改革次数的多与少，并不能简单地与国家卫生绩效直接画等号；但是不改革的国家是不可能，也不存在的，所以一定的改革数量再加上好的质量，才有可能出现好的卫生绩效；同时再一次验证了不同的医疗保障或者是健康服务模式没有高下之分，只有合适与不合适。所以笔者大胆地设想了医改周期的选题，最终确实发现了这样的结果，医改周期是存在的，国外医改的周期可以对应到我国的五年规划，而如何用医改周期理论和规律来分析和指导我国五年规划中医疗卫生体制改革，将是本书进一步深入阐释的内容。

第四节　医改周期与中国实践

笔者的医改周期理论以及研究发现的主要内容已经在 2012 年发表了。发表之初，并没有引起普遍重视。直到发表的 2~3 年之后，也就是从"十二五"末到"十三五"初医改规划制定之际，这个事情才屡次被提及。笔者参加医改的研讨会、规划会，有关方面的领导多次提及这个事情。从"十二五"，到"十三五"，再到"十四五"的规划研究，大家更加深刻地理解、认识到医改周期的存在，更加深刻地认识到医改周期里面提到的研究内容，实际上是为"十四五"医改规划做了很重要的理论铺垫。在医改周期规律指导下进行谋划和研究，相当于把国际上的医改规律作为一个参照，结合我国的国情来研究改革，更加有底，更加准确。讲到此处要强调一下"写在前面的话"中提到的问题，本文所指的我国医改周期就是医改的"五年规划"，这同国际上的医改周期有着几个鲜明的区别：第一，我国是主动、自主地制定"五年规划"并引领发展，而国外鲜有这样规律的规划行动；第二，我国在党的领导下，能够做到"一张蓝图绘到底"，而国外往往由于政党执政的更迭而导致政策的延续性出现问题；第三，我国"最大的优势是集中力量办大事"，而国外的计划很难起到这样的组织动员效果。但是国际上的医改不断深化和演变的规律是确实存在的，也是可以和应该研究借鉴的。

在医改周期理论发表以来，笔者参加"十三五"规划的起草工作以及"十三五"医改规划出台后的解读座谈会，都运用了医改周期理论对

"十二五"医改规划进行总结、评估,对"十三五"医改规划的文本进行了分析。在医改周期理论研究的基础上,这种阶段比较分析更多的是对医改的周期规律在中国的具体表现以及五年规划本质特征的区别,以及"十二五"和"十三五"医改规划前后承续的关系进行对比分析和综合评价。这个内容再次得到了有关部门领导的高度重视,认为大家过去往往"十二五"就谈"十二五","十三五"就谈"十三五",并没有联系起来分析。经分析研究,"十二五"和"十三五"有很多本质的区别,比如说最大的特点是"十二五"期间的医改是以新医改方案为标志启动的新一轮医改,这是打基础的阶段,是以全民医保为突破口的阶段,比较鲜明地体现了制度型改革的特征。这一时期增量改革、体制型改革是重要的特征。而"十三五"医改是全面深化的阶段,更多的体现于升级和转型之中。比如由过去建立和完善医疗保障制度到强化患者费用保障机制,再到同步重视精细化管理服务,分级诊疗;从强调供应公立医院综合改革,到同步重视医疗资源的配置和使用;从多元的办医格局到构建综合的监管制度。能够看出来每个阶段是不同的,"十三五"医改规划相对应"十二五"医改规划,有六个鲜明的特征。第一,政府责任,由投入扩张转向资源配置和调整并举;第二,增量改革转向存量改革;第三,医改从形成框架转向全面制度建设;第四,改革试点的递进关系及改革升级日益明朗;第五,从重需方改革转向供需双方协同管理;第六,从控制"看病难、看病贵"转向同步控制医疗成本的上升。

以上这种升级和转型,符合了医改规律所揭示的不同阶段改革的递进性规律,并且改革不是一次性能够解决的。针对以上这些内容的分析,本书会在接下来的章节当中更加具体运用医改周期理论分析问题。本书用一章专门对"十二五"的医改进行回顾和验证,回溯

"十二五"医改究竟讨论了什么问题,解决了什么问题,取得了什么成效。然后对"十三五"医改运用医改周期理论进行验证,在面对新的形势和任务面前,"十三五"医改是怎么样开展新的政策布局,又具备什么特征,产生了什么成效。在这两次验证的基础上,本书运用医改周期理论,深入分析"十二五"到"十三五"变化的路径及发展的趋势,从而为下一步谋划"十四五"奠定基础。

学术印记

2008 年,笔者于《中共中央党校学报》发表《论争中的中国医改——问题、观点和趋势》,对医改进程中的十个主要理论和政策问题进行深入辨析。

2009 年,笔者于《中共中央党校学报》发表《中国新医改:政策框架、执行及评估》,阐述了新医改基于"四领域分析法"的政策框架,并通过对医改政策执行的分析,提出政策工具创新的重点;通过对医改政策的评估,对未来走向作出展望。

2010 年,笔者于《中华医院管理》发表《我国医改政策公众参与机制研究》,比较分析了我国当前与既往医改政策形成过程中公众参与程度的变化特征,提出应当在医改中进一步建立稳定的公众参与机制。

2011 年,笔者于《中国行政管理》发表《公共部门规划:目标-发展重点透视矩阵构建及应用》,首次在方法学层面对公共部门政策规划编制进行研究,创建了"目标—发展"重点透视矩阵。

相关课题:

2010 年,笔者主持国家社科重点项目《我国公立医院改革试点目标任务及配套政策跟踪调查研究》,提出了"医改政策指数"的概念,应用于 17 个国家级公立医院改革试点城市的评估。

2010 年,笔者主持《北京市"十二五"时期卫生事业发展改革规划研究》课题,研究报告为正式规划提供了有力支撑,受到了北京市卫生局的来函表扬。

第二章

"十二五"医改：回顾和验证

2009 年我国启动新医改，随即"十二五"医改规划发布。在"十二五"医改规划当中，我国如何布局卫生行业的改革？医疗卫生体制改革在政策、实践等方面较以往有哪些进步？经过五年的发展，卫生行业取得了哪些瞩目的成就？本章对以上的问题进行分析。

第一节　热议的 10 个问题

现在的医改和其他各项改革一样，在讨论甚至争论中逐步启航。当时社会各界包括学术界对医改有很多的争论，我们应该理性地看待这些问题。首先，医改涉及各利益相关方，决策层对各自的诉求应有充分的了解和权衡，对不同学科学者的观点也应该充分地研究吸收。举一个朴素的例子，随着医改升温，可以说人人都谈医改，甚至普通百姓都可以讲出现在存在的问题,提出几条建议,其中一部分问题和建议也是合乎情理的。问题是研究医改和不研究医改的人所谈内容有什么区别。作为专业的研究人员,应该从理论的高度来分析研究解决这些问题,应该提出一个系统的方案,而不是简单地去罗列这些问题。

另外,怎么样做才能让一个人的医改建议为大家所理解,所接受?那就是必须换位思考。作为一个居民,当然希望得到更优质、更便捷、更物美价廉的医疗服务,但是仅仅提出这个诉求还不够。如果要想提出合理化的建议,最好也站在医生角度重新思考一下这个问题,有没有这么多的合格的医生提供优质便捷的服务;有没有合理的报酬,让医生愿意去提供这样的服务,甚至让更多的高考生愿意选择医生这个职业?如果这两个问题都考虑好了,再进一步换位思考。如果你是政府主管部门,如何能够让医生、患者各得其所,如何让社会各方都参与其中,都支持这项改革?如果这些问题都考虑好了,回头再看改革的建议,原来被认为很简单的一个问题,原来被认为很合理的诉求,就不再是那么简单,就显得不尽合理了,这个时候再去分析医改问题,就能更加理性和客观了。

还有一个问题,在医改相关领域有众多专家学者,他们的观点也有代表性,所提的问题,论证的逻辑,也非常有说服力。但是他们的建议有时没办法采纳,实施不了的原因在哪里?很大程度上是从单一的角度、单一的学科来分析问题。比方说,有人讲医改的问题,就单单站在经济学角度,认为这个事情交给市场,政府少管,不需要做那么多的工作,一放开很多问题就迎刃而解了。事实上,医疗市场是一个不完全竞争市场,是具有强外部性的市场,是有严重信息不对称和缺陷的市场,照搬一般经济学的理论和方法,恐怕行不通。还有医学背景的专家,有些甚至是医学大家,在改革之初经常问笔者这样的问题,你们学校有没有医学院,你是否有医学背景? 如果没有,你为什么搞医改? 现在问这些问题的人几乎没有了。因为改革之初,大家认为医改就是医疗的问题,现在才认识到它是公共政策、公共管理的问题。这些学者在每个领域都是顶尖专家,他们有丰富的知识和经验,为什么在这些重大问题上,往往会出现偏差? 笔者认为这不是能力的问题,更重要的是立场和方法的问题,说得更加具体一点,研究医改应该超脱一点,应该用公共管理的理论把所有部门的诉求放在一起进行考虑。笔者在 2006 年新一轮医改方案的研究和撰写时就已经意识到了,作为专门研究医改的学者,不能够随波逐流,也不应该标新立异,最重要的是扎扎实实提出自己的一套理论和模型。

开始研究时,首先要思考这样一个问题:我们每天讨论中国医改,中国医改究竟是什么? 这是一个元问题,如果不把中国医改的内涵搞清楚,大家的讨论可能是各说各话,很难有一个共同交流对话的平台。诺贝尔奖获得者、美国著名教授埃莉诺·奥斯特罗姆(Elinor Ostrom)曾经说:"在研究公共政策时,往往涉及很多不同类型的实体,既包括组织,也包括相互之间的作用模式,并且政策制定需要不同学科的多种投入,因此如果使用不同的角度,从不同的问题上进行分析,就会得出多样化的结论,这些结论往往造成政府决策层的混乱。"为了解决公共政策制定者的困境,她提出在制定公共政策时,首先需要建立一个概念性框架,这一框架被用来确定一系列影响政策制定和运行的因素,以及这些因素之间的相互关系。这段话对笔者的启发很大,要探讨中国医改,首先搞清楚中国医改是什么,和国外的医改有什么不同。笔者就这个问题进行了思考,率先提出来"什么叫作医改""医改要改什么",然后提出了中国医改的定义,这就是大家知道的四大领域。

本书认为,中国医改应该包括四大领域,即公共卫生、医疗服务、药品生产流通和医疗保障。这是研究整个医改的逻辑起点,这个观点不仅用在了笔者提交国务院的"第八套医改方案"中,也在 2008 年出版的《解读中国医改》这本书中首次得到系统性论述,这也是笔者最早公开四大领域的观点。在四大领域观点的基础上,笔者又提出了"四领域分析法"。之所以提出"四领域分析法"并用来分析研究医改方面的问题,源于对医改问题系统研究基础上提出的分析框架。在 2006—2007 年这段时间,笔者把所有的热点问题进行了系统梳理,当时归结为 10 个热点问题,再把 10 个热点问题当中大家争论的焦点逐一分析,提出了自己的观点,本观点发表在 2008 年 6 月的《中共中央党校学报》上。这是十多年前发表的,今天依然没变,但是经过了十年多时间的验证,今天看来这些观点并不过时,有必要简要地说明一下,以验证十多年前的观点是经得起检验的,从而进一步去验证这些理论和分析方法是有效和可靠的。

第一,是关于政府主导还是市场主导的问题,这个也是争论最多的问题。不同的学者有不同的观点。笔者认为这个命题的提出首先是站在经济学的角度来分析医改问题所引致的,因为在经济学背景学者的眼中,要么是政府主导,要么是市场主导,两者对立且不可调和,以至于大家争论不休。如果建立理论分析和政策组合的框架,比方说按照之前提到的"四领域分析法",把中国医改界定为四大领域的问题,公共卫生、医疗服务、药品生产流通以及医疗保障,按照不同领域提供的服务性质以及各自发展的规律,合理发挥政府市场各自的作用,科学确定不同领域的政策导向,这个问题就迎刃而解了。因为在公共卫生领域,政府理所当然要承担主要责任,由财政来筹集资金,由政府来主导工作。在医疗服务领域,不管从现实来说,还是国际经验来看，都应该采取混合体制，既有政府筹资兴办的公立医疗机构，也应该有非政府筹资的医疗机构。在药品生产流通领域，应该主要交由市场决定，政府主要对准入资格、价格和质量等进行监管。在医疗保障领域应该区分不同的层次，医疗救助、社会医疗保险、商业保险由政府承担，国家、集体、个人还有市场运作等不同的方式来解决。对于这个问题，不管有多少争论，笔者从来没有改变过自己的观点，以上是其给出的终极回答。

第二，关于补供方还是补需方的问题，这方面的争论也是比较激烈的。为什么争论激烈？实际上"补"字非同小可，因为它直接涉及财政投入的方向以及利益所在，当然社会各界及有关部门在这个问题上可以说是针锋相对的。在笔者看来，主张补供方和补需方兼顾，为什么提出这个观点？因为补供方和补需方涉及公平和效率兼顾的问题，单纯倾向任何一方都会影响到公平和效率之间的平衡。补需方通过医保推动医院改革，对不合理医疗行为进行制约，确实有一定作用，但是更重要的是通过补助建立医保，为弱势群体买单，实现最基本的医疗筹资公平。对供方的补助也很重要，即医疗机构提供具有公益性的质优价廉的服务，两者不可偏废。很多人认为这个方案只是一个折中的方案，这样理解过于表面化了，深层次的原因在于公平、效率二者不可偏废，需要两方兼顾。到今天为止，我国在补的方式、补的力度、补的结构、规模等方面要进行精细化调整，这也是本书后面要提到的。

第三，关于采取英国模式还是采取美国模式的问题。在医改之初，大家言必谈外国的模式，并且往往有专家在这里边作出取舍，笔者在多个场合认为国外的很多管理环节和制度设计都有值得借鉴的地方。比方说英国的全科医生"守门人"制度以及对非营利医院的治理，医生绩效薪酬;还有美国的政府保障,针对老年人和特殊群体的保障项目,发展社区卫生组织,在基层发展非公立非营利的医疗机构等,这些都是很好的借鉴。但是归根到底就像前面提到的,世界上不存在一个标准的、优选的模式,适合的才是最好的,要借鉴其他国家改革的优点,基于国情设计自己的方案,最终我国也是这样做的。

第四,关于公立医院实行收支两条线,还是彻底进行改革的问题。有一种观点认为公立医院通过收支两条线的办法就解决了它的问题,笔者当时就提出来公立医院的问题是由缺钱引起的,但是简单的补贴资金不能解决问题,用收支两条线的办法只能在短期内缓解问题,却不能在根本上解决问题,应该需要制度重建。这个事情的结果是,政府部门先进行了公立医院综合改革,后来建立现代医院管理制度,基本上也是按照这个方向走的。对公立医院绝对不是简单地补钱,像保姆似的把它管起来,实行收支两条线,公共财政全面接管就解决了,肯定不是这么简单的问题。

第五,关于医生的激励和约束机制如何建立的问题。有学者提出来要调动医生的积极性,有学者提出来医生要享有类似公务员的待遇。笔者认为医生首先要有激励和约束机制。从激励角度来说,参照社会同类医院工资水平,结合技术等级、从业年限及服务质量等确定医生工资报酬标准,这个标准是现有社会条件下形成的,能够比较合理地反映医生社会地位和应有的收入水平,不应该将其固化,或者一定是和哪一类人挂钩,而是应该和医生的付出相关联。再者,应该全面建立医生的职业纪律标准和评价系统,充分发挥医生组织、行业自律作用,扭转重经济指标轻服务指标,重准入资格和职称管理而轻医疗行为管理的倾向。现在我国在这方面有一定的改进,通过这几年的公立医院绩效管理改革,已经扭转这个趋势了。

　　第六，政府管理的重点是发展公立医疗机构还是非公立医疗机构的问题。在医改之初，这个问题争论也是比较激烈的，有学者认为公立医院是医疗的主体，不能放慢公立医院的发展步伐；也有学者认为应该促进非公立医院的发展。在这个事情上，笔者从来不认为发展非公立医疗机构有助于公立医院改革，这是两回事。另外，优先鼓励的应该是非营利性的医疗机构，当然也包括非公立医疗机构。非公立医疗机构肯定要发展，但是在非公立医疗机构里边应该优先鼓励发展非营利性医疗机构。现在政策已经明确了，鼓励发展，但是在现实当中，还是发展的很不够。未来总有一天大家会看到这个问题的选择取向及其带来的深远影响。

　　第七，关于医疗服务价格，药品价格管制是放还是收，是升还是降的问题。当时大家围绕这个问题众说纷纭，莫衷一是，有的主张放，有的主张收。笔者曾经在药品价格政策方面明确提出四点建议，第一是"限高"，第二是"保低"，第三"长短结合"，第四"良性竞争"。所谓"限高"，就是继续限制药价虚高；"保低"就是对廉价药、经典药应该要实行保护，定价过低的药要上调；"长短结合"就是短期靠价格管制，长期要理顺整个药品行业的生产流通秩序，做到疏堵结合；所谓的"良性竞争"就是适度鼓励，通过产业政策来促进医疗企业的良性竞争。经过了近十年，大家已经开始重视药品领域产业政策的问题了。

　　第八，关于医保保大病还是保小病的问题。在这个问题上，有人认为医保主要是解决因病致贫、因病返贫的问题，所以首先就应该保大病，认为小病费用低，一般的居民可以自己解决。也有人认为现在的条件下，应该优先解决常见病、多发病，建议先从小病入手。那么，医疗保障的目标究竟是治病还是健康？如果定位为治病，当然保大病是最有效果的,但如果定位为保健康,那保大病就无利于问题解决。所以笔者建议实行积极的疾病干预政策,为什么这样想?因为小病和大病不能截然分开,很多大病是从小病来的。所谓的保小病不是把小病的费用都管起来,都报销,而是积极地干预,这和现在的慢性病管理是异曲同工的。

第九,关于社区卫生组织定位和发展的问题。在这方面,大家的共识就是要建立社区卫生组织,但是往哪里发展还是有不同的说法。笔者提出来的观点是社区卫生组织应该是以提供公共卫生服务为主,以提供管理型医疗为辅。之所以这样提,是对全球范围内卫生成就排名靠前的国家进行了逐一地分析,发现他们的成就毫无例外都是因为家庭医生制度,所以说在社区层面应该提供管理型医疗,这是笔者和其他学者鲜明的不同之处。未来基层卫生组织不能再是简单地做医疗。现在很多地方都在感叹,过去基层卫生组织可以做手术,现在做不了了,也没办法回归,但这种转型势在必行,基层卫生组织做手术可以,但笔者认为这肯定无法成为主流,主流应该还是提供管理型医疗、家庭医生签约服务和慢性病综合管理等,这才是基层卫生组织的强项或者未来发展的方向。

第十,关于城乡一体化,还是城乡二元化的问题。当时也有很大的争议,要不要城乡一体化,能不能做到一体化?笔者当时提出来的就是用"二元、三梯、六维"的视角,承认当时有二元结构存在;但是更应该看到我国是梯度发展,东、中、西部梯度发展态势很明显。在这种情况下,东部地区的城乡已经是融为一体了,再把它分开,既没必要,也无可能;但是在西部地区城乡差距比较大,要依据实际情况来分别处理。今天来看,随着城乡一体化的加速,这个问题的讨论可能是弱化了。

以上说的 10 个问题,今天看来有些答案显而易见,但在医改之初论争都是非常激烈的。之所以旧事重提,不是来说明笔者在这些问题上十多年如一日地坚持,而是之所以能够在十多年前提出这些观点,并且随着时间的验证,可能和最后的现实选择、和今天的境况基本一致,是因为用了一套自己的分析方法,这就是"四领域分析法"。这四大领域的界定有着非常重要的作用,首先我国医改和外国医改的内涵有很大的区别,根据我国的国情,药品领域的改革是重头戏,因为当年二级以上综合医院的收入当中接近一半收入是由药品加成来获得的,这个情况在国际上都很少有,所以把药品改革放在医改很重要的位置,这是有特殊性的。再说公共卫生和医疗服务,这两个领域分开也是有特别强的针对性的。在 2000 年的时候,有一个著名的"上海会议",即"全国城镇职工基本医疗保险制度和医药卫生体制改革工作会议"曾经提出来三个并举,即社会医疗保险改革、药品生产流通改革和医疗卫生领域改革三个并举。这三个并举有什么问题呢?把卫生和医疗放在一起了,最大的问题就是公共卫生和医疗这两个性质不同的改革混在一起,使得公共卫生方面的投入急剧下降,地方政府对这方面的认识模糊,认为有了好的医疗,所有其他的卫生工作甚至是疫苗接种这样的服务,政府都可以不再多出钱了,因为只要医院有患者,就有收入可以筹资。所以在当时的情况下,很多地区基本的疫苗都是由群众自费接种,极大削弱了公共卫生服务,这也为 2003 年 SARS 的暴发埋下了伏笔和隐患。所以在后来设计医改方案的时候,笔者就力主把公共卫生和医疗服务分开来分析,这个是有特殊背景的。除此之外,应该把公共卫生服务界定为公共产品,政府要负主要责任,同时要承担全部的支付费用,以弥补公共卫生筹资不足、服务不足的问题。

为什么当时提出医疗服务体系这一概念？这是有非常重要的时代背景的，因为在这之前，原卫生部提出要改革的四项基本制度，在这四项基本制度里，其中就有一项叫公立医院管理制度，这里的要害是什么？在医疗服务领域当中，只提到了公立医院，没提到非公立，在那个背景下，非公立医疗机构没有任何的空间和发展的可能。医疗服务体系这一概念提出后，体系当中既有公立医疗机构，也有非公立医疗机构，后来公布的新医改方案当中第一次把公立和非公立医疗机构并列，这是首次在这样层次的政府正式文件当中给了非公立医疗机构一席之地，也为后来的发展提供了便利。当然对非公立医疗机构的观点，笔者依然如前文所说的，赞成优先发展非公立非营利的医疗机构。再说医疗保障，在医疗保障体系领域当中，要进行分层，把社会医疗保险、医疗救助、商业医疗保险分层进行不同的政策设计，这个的共识性是比较高的。但对药品供应体系的分歧比较大，笔者坚持药品是特殊的商品，应该用市场机制的办法进行调控，加强质量和科技性监管层次，鼓励市场竞争和产业发展，这是笔者的一贯观点，所以在这点上，未来很长时间里大家可以再去细细体会，笔者这个观点是这么多年来一直不变的。

"四领域分析法"目的是什么？是要告诉大家每个领域提供的产品、服务属性是不同的，应该采取的供给体制和筹资体制也不同，所以政府相应政策的性质也不同，进而政府和市场扮演的角色和承担的责任也不同，我们就可以确定这个模块当中整体的政策走向，方便政策协调和协同。笔者要特别强调一点，四领域是中国医改的组成部分，它们相互影响，相互作用，构成有机的统一整体，不能单就某一个领域进行改革，需要统筹考虑，形成联动机制，才能达到改革的最终目的。后来大家越来越认识到如果不划分领域，政策区分度就不高，针对性就不强；划分了领域，但是不能联动的话，就很难形成整体的改革效果。所以在实际工作当中，应该深刻领会和把握这些政策设计整体框架间的相互关系、互动机制，再结合出台政策的原则和方向进行创造性的工作。只有这样才能真正地领会医改顶层设计的初衷，保证在改革当中能不走样，能够稳步推进，取得效果。

第二节　新医改方案揭晓"四梁八柱"

2006 年，我国政府启动了新一轮医改方案制定工作。2007 年 5 月底，所有正式被邀请的研究机构上报了医改的建议方案。在这个基础上，到 2007 年底，新医改方案基本上成形。最后阶段还召开过几次专家会，笔者作为医改专家也参与了研讨，也有不少的建言。

2006 年启动制定工作，2007 年医改方案基本上准备就绪，到 2008 年初，中央准备召开会议全面部署这项工作，但这时举世震惊的"5.12"汶川大地震发生了，全国乃至国际社会积极投入到抗震救灾中，特别是医疗系统，更是全体动员，所以新医改并没有能够如期启动。待到汶川地震救灾工作告一段落之后，2008 年北京奥运会进入倒计时，医疗系统作为重要的支持保障系统，全力以赴地投入做好保障工作。由于重大政策的颁布、实施要有一个好的窗口，适合在年初来布置，这样容易安排各项工作，等到奥运会结束已经是 2008 年末了。这时国务院医改领导小组作出了重要决定，也就是广为人称道的为期一个月的对新医改方案公开征求意见。第二年新医改方案正式发布以后，在一次新闻发布会上公布了这次征求意见的收获。期间，中国人民大学医改研究中心结合日常研究积累，于 2008 年 11 月 3 日，和国家卫生部疾控局召开了关于基于社区平台的慢性病防控研讨会。会后在新医改方案征求意见的窗口期，对医改方案提出了重要的修改建议，在新的医改方案征求意见稿关于完善医药卫生四大体系中全面加强公共卫生服务体系的建设当中，对慢性病是这样表述的："加强对严重威胁人民健康的传染病、地方病、职业病、慢性病等疾病的预防、控制和监测。"经笔者研究后认为，事关重大，虽然慢性病第一次出现在中央层级的文献中，是一个大的进步，但是笔者认为这和当时疾病谱的变化和防控的目标、任务还是有所偏差的。我国当时面临的威胁是传染病和慢性病并重，一定要提升慢性病在更多工作当中的位置，所以笔者建议作出修改，最终新医改方案定稿采纳了意见，最终的表述修改为"加强对严重威胁人民健康的传染病、慢性病、地方病、职业病和出生缺陷等疾病的监测与预防控制"。这是我国第一次把传染病和慢性病这两种最重要的疾病放在了最突出的位置，慢性病的地位空前提升，一直到今天实施健康中国战略，开展健康促进行动，这应该是最初的先导。此外，在研究中还发现了另一个问题——对社区卫生组织的功能定位问题，当时的表述是："在社区卫生组织的功能当中，提供疾病预防控制等公共卫生服务和一般常见病、多发病、慢性病的初级诊疗服务。"分析研究后发现一个大问题，社区对慢性病只提供初级诊疗服务。慢性病问题这么突出，疾控部门负责什么？负责监测。社区负责初级诊疗，没有人负责慢性病的管理。这是一个大的问题，所以笔者在同一份建议案当中提出了要开展慢性病的管理，最后新的方案定稿也采纳了这个意见，把上一段对社区卫生组织的功能定位重新表述为"提供疾病预防控制等公共卫生服务、一般常见病及多发病的初级诊疗服务、慢性病管理和康复服务。"虽然看上去只是措辞修改，把慢性病加上管理和康复。但是在今天来看，这是一个历史性转折，弥补了慢性病综合防治的空白，使得慢性病能够被管理。这点后来逐渐演变为社区卫生组织"六位一体"

的工作职责,再到家庭医生参与医疗服务,再到后来分级诊疗以慢性病为突破口,这一切的源头正是最初对社区卫生组织的功能定位。

同年11月4日,人力资源与社会保障部医疗保险司与中国人民大学医改研究中心联合召开了另一个研讨会,关于异地就医管理问题的研讨会。在这个会上,针对医改方案征求意见稿中对农民工问题的表述,还有异地就医的表述,笔者基于研究,也提出了修改意见。因为当时重点放在了妥善解决农民工的基本医疗保险问题,认为农民工问题是一个大的问题。但是笔者研究后认为农民工问题固然需要解决,但是还有一个更大的问题,就是异地安置退休人员异地就医结算的问题,对于这个,社会反应非常强烈。所以又提了一个建议方案,要把异地就医结算服务的问题提上日程,加以解决,最终也被吸收采纳。新医改方案定稿将这段重新表述为"以城乡流动农民工为重点,积极做好基本医疗保险关系转移截取,以异地安置的退休人员为重点,改进异地就医结算服务"。这是异地就医结算服务第一次明确出现在医改方案中。这为日后逐步发展到现在的解决异地就医问题奠定了基础。当年提出来的异地安置退休人员是重点,到今天回头看这个重点抓的是对的,是准的,使得医改工作没有走弯路,应该说为破解这个难题提供了决策参考。

这几个事虽然在医改方案当中字数并不多,但是今天看来意义非常重大,不但是有意义的,而且到今天政策延续性还很强,有些一直在发展,有必要旧事重提,加深对政策制定、政策发展、政策完善过程中的连续性,加深系统性的认识。在医改方案征求意见稿公开征集意见的窗口期,全国共收到了数以千万计的意见。在各界的关心、支持、帮助下,新医改方案于2009年的4月以中央国务院6号文的形式正式颁布,这是重要的文件。下面简要地分析一下新医改方案究竟是什么。

关于新医改方案,笔者 2009 年 9 月出版的《中国新医改理念与政策》上面有一些解读,这个解读内容比较多,要点有几个,当时笔者提到了新医改方案首先是具有目标性,它提出到 2020 年实现人人享有基本医疗保险,建立覆盖城乡居民的基本医疗卫生保障体系。这个目标可以说是历史上第一次,为什么这样说? 因为过去城乡是二元的,城乡二元结构的情况下,往往农村是农村的,城镇是城镇的,城镇在保障方面都是优于或者先于农村的。这次方案城乡一并提,在中国历史上是第一次普惠的福利政策。还有,方案中提出了公共卫生服务均等化,这是在过去任何方案当中没有提出的,现在看和党的十九大提出来的"到2035 年基本实现现代化和公共服务均等化",是一脉相承的。还有改革的框架性,新医改方案明确提出来构建四大体系,公共卫生、医疗服务、药品保障和医疗保障。还有就是突出了政府的责任,做一个尽责的政府,顶层规划与实施路线并重,我国不但出台了改革意见,同步出台了重点实施方案。

下面说一下"四梁八柱"究竟是什么。在新医改方案当中,首先谈到了医改的重要性、顶层性和艰巨性,然后谈到了指导思想、基本原则和重点目标。这个医改方案的主体部分,就是第三部分完善医疗卫生四大体系,建立覆盖城乡居民的基本医疗保险制度。这四大体系全面、系统包含了第一,公共卫生服务体系建什么、怎么建的问题。第二,医疗服务体系如何完善? 这里边讲到了"非营利性为主体,营利性为补充,公立医院为主导,非公立医院共同发展"的办医原则,这就是多元办医格局的发端。第三,加快建设医疗保障体系,这里提出了"以基本医疗保障为主体,其他多种形式的医疗保险和商业健康保险为补充,覆盖城乡居民多层次医疗保障体系"。第四,建立健全药品供应保障体系,加快建立以国家基本药物制度为基础的药品供应保障群体,保障人民群众安全用药。这里也提到了"规范药品生产流通"，这个和笔者提的建议方案略有区别，把基本药物制度放在了药物供应保障比较突出的位置，当然这个在阶段的工作当中曾经占据了主导地位，但是现在大家又回到最初设计的方案，还是从大的生产流通使用环节来做药品的保障工作，而不仅仅是依靠基本药物。因为基本药物需要，还不足以解决系统性的问题。这就是"四梁"，医改方案最终一锤定音的四个领域。

后面又论述了八个方面体制机制改革的问题，第一是建立协调统一的医疗卫生管理体制，主要是提到了实施属地化的全行业管理。第二是建立高效规范的医疗卫生机构运行体制，这主要是对公共卫生机构实行全面的预算管理，对基层医疗机构要充分确定它的收支管理办法，对公立医院要由三个收入渠道逐步调整为两个收入渠道，对于政府方面要取消药品加成，通过调整医疗服务价格，增加政府投入，来进行机制转化。第三是建立政府主导，多样卫生投入机制，主要是明确政府、社会、个人的卫生投入责任。第四是建立科学合理的医疗价格形成机制，主要是讲价格管理的问题。第五是建立严格有效的医药卫生监督体制，主要是强化对医疗卫生的监管。第六是建立可持续发展的医药卫生科学创新机制和人才保障机制，主要解决人力资源的可持续发展问题。第七是建立实用、共享的医药卫生信息系统，主要是解决信息化问题和技术支撑的问题。第八是建立健全医药卫生法律制度，这主要是完善卫生法律法规的问题。这是八个方面的问题，又简称为"八柱"。"八柱"可以说是主要体现了对实现四个领域服务体系的构建进行体制、机制、财政、价格、监督、技术支撑、人才等方面的支撑，包括投入，加在一起叫"四梁八柱"。在这之后，医改方案又抓了2009—2011年五项重点改革，分别是基本医疗保障制度建设、初步建立国家基本药物制度、健全基层医疗卫生服务体系、促进基本公共卫生服务逐步均等化、推进公立医院改革试点。

新医改描画了新蓝图,这个蓝图概括起来就是"四梁八柱"加五项重点改革,还有几条保障措施,这就是 2009 年出台新医改方案,也是"十二五"期间的重点工作。在这其后,发布的"十二五"期间深化医疗卫生改革规划暨实施方案,基本上是按照新医改方案做了进一步的规划和细化并执行。至此,期待已久的新医改方案已从政策的制定开始转入了政策执行阶段。

第三节 "十二五"医改的
特征与类型分析

2009 年 3 月和 4 月,新医改方案和《医药卫生体制改革近期重点实施方案(2009—2011 年)》(国发〔2009〕12 号,以下简称"12 号文")相继出台,新一轮医改正式开始。文件提出的整体目标是建立中国特色医药卫生体制,逐步实现人人享有基本医疗卫生服务,到 2020 年,覆盖城乡居民的基本医疗卫生制度基本建立。提出了中国医改的"四梁八柱"和三年内的五项改革重点。2012 年 3 月,国务院关于印发《"十二五"期间深化医药卫生体制改革规划暨实施方案》的通知(国发〔2012〕11 号,以下简称"11 号文"),对"十二五"期间的医改进行整体部署,这是我国第一个专门用作医改的规划。对于"十二五"医改规划的设计,不仅是要了解规划内容,更重要的是分析医改的特征与类型,这样有利于对医改发展的趋势、变化规律有深入的了解。对一次医改事件怎样定型,运用医改周期理论中将医改结构化分型的指标,笔者首先把医改分为两个基本型,一个叫体制型,一个叫管理型。体制型医改是指它不依赖前次的改革或者是后面的管理型改革而独立存在,换句话说它可以是从无到有,也可以是从有到无,它是指重大的制度体制方面发生了变化。经过对国际上医改事件分析梳理,把体制型改革分为以下几个维度:第一个维度是宗旨和理念发生了变化。因为这个是根本性的,这个变化往往引致了诸多连锁的反映和系列的变化,这个是很重要的一条。 第二个维度是供方,这里的重大变化就是供给方式的变化,比如说医疗服务免费或者有偿之间的切换,还有医疗服务的性质和功能,公立、私立之间的转化。第三个维度是需方,有筹资来源和渠道的转化,比如说一般税收和个人缴费之间的变化,还有医疗险种的增减,还有付费人法律地位的变革,比如由自愿转成强制,由主体转变为从属,这其中的地位发生变化。有的还不只涉及单方而是涉及供需双方的,比如说整个医疗保障的类型变化,对供需双方都有重大影响,还有其他对供需双方产生重大影响的变化情况。这些情况,本书把它界定为判断是否发生了体制型改革的一些指标。

还有相应的管理型的分型指标,这个指标有个共同的特点,它是以体制型指标为参照来进行鉴别的(表2-1),比如说体制型的改革已经发生了,相应的管理型自然会变化,这种变化是支持或者从属于体制型改革的,它不是独立存在的,而是相应和从属的指标,不把它看作单独的指标。但是当体制性的指标没有发生变化,而管理型的指标发生变化时,认为它是独立存在的指标,这种情况下,就可以判定它是发生了管理型的改革。所以这里相应的也是从医疗供方、医疗需方,还有供需双方来划分维度,相互之间是有对应关系的。

表 2-1　医改结构化分型

维度	体制型	管理型
	变化内容	变化内容
宗旨和理念	发生变化	未变化
医疗供方	供给方式变革(免费或者有偿的变化)	诊疗标准的变化
		服务机构建设和数量的变化
	服务机构性质和功能改变	医疗福利包的变更
医疗需方	筹资来源和渠道变化	费率调整
		费用结算方式变革
		医疗保险福利包变更
	医疗险种增减	覆盖人群的变更
		资金征缴渠道变化
		待遇水平变更
	付费人法律地位变更	统筹层次水平的调整
		保费分配方式变革
		参保方式变化
供需双方	医疗保障类型改变	相关管理和中介机构的建立和调整
		信息系统建设
	其他	效率和服务质量的提高
		其他

　　如表 2-1 所示,在指标上相对来说管理型的分类更细一些,体制型的更宏观一些,但是这并不影响判断。为什么这么说? 首先是否有改革是容易判断的,第二是否是体制型改革,也是可以判断的。然后再分析是否有管理型改革,如果管理型改革有发生,它就是管理型改革,如果两边同时发生,它就是混合型改革,本书是根据这个来判断的。以下用分型指标来对 2009 年的 6 号文新医改方案以及"十二五"医

疗卫生体制改革规划及实施方案进行分析,来看"十二五"医改的基本特征。

首先从体制型指标分析入手,看它的宗旨和理念是否发生了变化。本书在前面医改政策解读当中已经提到,我国是第一次提到了建立覆盖城乡居民的基本医疗卫生制度,到 2020 年基本建立,提出了人人享有基本医疗卫生服务的理念。在指导思想上,很重要的指标是坚持公平与效率统一,维护公共医疗卫生的公益性,促进公平公正。这些重要的表述和过去的改革政策乃至于社会领域其他改革政策都是跨时代的进步,这就是代表把城乡居民统一覆盖,并且把公平放在了效率的前面。所以可以说看到了宗旨、理念发生了重大变化。

再看医疗供方。供方改革,为了解决看病问题,对公立医院的运行机制,财政保障,包括它的筹资渠道进行重大改革,由三个渠道变成两个渠道,明确提出来公立医院要建立新的运行机制。再一个在服务机构的性质和功能上,也是第一次提出营利性医疗机构为补充,给了非公立医疗机构一席之地,进一步完善了医疗服务体系。非公立医疗机构从此进入了发展的快车道。这是供方的变化。

从需方上,特别是随着城乡居民医保的推开和全覆盖,主要是靠政府来资助、参保,新的险种包括城乡居民医保,还有大病保险等都是这轮改革增加的,可以说新的医疗保障体系也是从这个时候开始,多层次医疗保障进入了快速发展时期。

还有药品,涉及供方和需方,药品保障提到了重要的位置,这些年开启了药品生产流通使用环节的系列改革,应该说大部分体制型改革的指征都得到了体现。

再根据这个逐一分析管理型对应的指标,会发现大部分的指标是应体制型的改革而动的,所以进一步佐证了这是体制型改革。仅有少量的指标是在和体制变动无关的情况下自身在变化,大部分管理型指标都是直接随着体制型改革在变化,所以可以非常清楚地判定"十二五"的改革就是体制型改革为主的医改。

这里边给大家解释一个细节,统计究竟医改当中什么改得多,什么改得少,可以把体制型和管理型两个类型加总,看哪些改革是它的优先选项或者最多选项;如果要判定它的类型归属要把两边进行关联分析,才能得出结果。现在关联分析的结果就是我国这次新启动的医改是体制型改革。

第四节 各方评价"十二五"医改成效

按照政策生命周期理论,在政策制定、政策实施之后,便是医改的评估工作。笔者也一直在跟踪观察和研究对中国新医改的评价,并且于新医改出台同年的 8 月,在《中共中央党校学报》发表了题为《中国新医改:政策框架、执行及评估》的文章。在文章中首先分析了医改政策框架的形成,指出了关键所在是医改政策的执行。文章第三部分展望中专门探讨医改政策的评估,认为第一是评估的主体问题,一是政府评估,二是民间评估,在民间评估当中专门提到了专业学术团队和研究机构的评估。在目前情况下,应该提倡和鼓励学术研究机构和专业机构参与评估,在医改实施早期就提出了这个问题;二是对医改政策的评估标准,笔者根据我国医改政策的评估需求、改革的质量、效果(价值标准)和数据积累(事实标准)三方面进行评估,并且强调质量是医改政策评估的实质,要特别注重服务和质量的关系;再者,效果是医改政策评估的目的,最终要看看它的实际改革效果如何;数据积累是医改政策评估的基础,这些也是政策研究者需要跟踪研究的。

　　"十二五"医改效果实际是怎么样的呢? 2016 年 12 月 23 日,国务院政策例行吹风会上,国家卫生计生委副主任、国务院医改办主任王贺胜指出,新一轮医改给老百姓带来了实实在在的健康福祉。提供两组数据,一组数据表明医药费用负担实现了"一优两降"。"一优"是医院收入结构持续优化,全国公立医院药占比从 2010 年的 46.33% 降到 2015 年的 40% 左右。"两降"是医药费用增长过快的势头得到了初步的遏制,政府办医疗机构收入增幅由 2010 年的 18.97% 降到了 2015 年的 10% 左右。另一组数据表明,居民就医负担有所减轻,个人卫生支出占卫生总费用的比重降到 30% 以下。数字说明这是近 20 年的最低水平。同时,王贺胜还介绍了一组数据,人民的健康水平实现了"一升两降"。"一升"是指人均期望寿命提升了,从 2010 年的 74.83 岁,提升到 2015 年的 76.34 岁,这几年提高了 1.51 岁。"两降"是指孕产妇死亡率和婴儿死亡率下降。孕产妇的死亡率是从 31.9/10 万,下降到了 20.1/10 万,这是 2010 年和 2015 年数据的比较。婴儿死亡率是从 13.8‰降到 8.1‰[1]。王贺胜说,经过统计,中国主要的健康指标优于中高收入国家的平均水平,也提前实现了联合国的千年发展目标,可以说用较少的投入取得了较高的健康绩效。王贺胜表示,我们的医改方向正确,路径清晰,措施得力,成效显著,使群众的看病就医获得感不断增强。无独有偶,由世界银行、世界卫生组织、国家财政部、原国家卫生计生委和人社部三方五家共同对医改的工作进行了联合研究,研究得出的结论是"中国在实现全民健康覆盖方面迅速迈进,改革成就举世瞩目"。

---

① http://www.gov.cn/xinwen/2016zccfh/30/

　　根据上文的分析不难看出，就特征和性质来说，"十二五"医改首先是典型的增量改革，即政府加大了投入，表现为居民福利的增加；第二，它是典型的体制型改革，很多改革项目是从无到有的。从这个方面来说，有足够的政策逻辑来多方验证"十二五"医改取得了重要的阶段性成效。摘取几个国际社会的评价，来佐证对我国"十二五"改革成果的共识。比如，2012年初，新华社报道的世界卫生组织等积极评价中国医改取得的阶段性成果，包括了三项研究报告：2011年10月，摩根银行发布《中国医改的进展与未来》报告；11月，世界卫生组织完成《帮助中国建立公平可持续的卫生体系》独立评估报告；12月，国际政策研究所美国国际战略研究中心发布《中国践行卫生改革政策：挑战和机遇》报告。三个报告从不同视角对中国医改取得的重要进展和阶段性成果给予了积极的评价。在三个研究报告当中，以世界卫生组织为代表的国际组织认为中国医改以居民的需求作为优先重点，强调政府保障人民福利的责任，为他们提供负担得起的高质量医疗服务，保障宏观经济和社会稳定。这三个报告都认为扩大医疗保险覆盖面和健全基层医疗服务体系取得了巨大成就。2012年3月3日，Winnie Chi-Man Yip、William C. Hsiang等人在《柳叶刀》杂志发表了署名文章，提到了第一个三年结束，标志着这项计划在2020年实现全民覆盖的医疗改革已完成初始阶段。阶段成效主要是政府强化投入职能，特别是对预防体系和基层，调整卫生资源在贫困地区的配置，并且在短时间内基本完成医保的全面覆盖。所以这些共同的评价是通过建立新的体制机制保障项目，通过增量改革来推动整体的医改。在前文的分析当中，也能推论出这种结果是可靠的。

　　当然，应该看到短期效果相对容易衡量，而中长期效果是有积累性的，比如说对宏观产出，人均预期寿命这样的指标，很难在短的时间内看出效果。但不管怎么说，这种短期指标，肯定是积极的、正向的信号，应该说"十二五"为"十三五"的改革打下了很好的基础。但是这种势头是否能够延续？这种路子是否需要调整？究竟在"十二五"末，我国又遇到哪些新的情况、新的问题？要不要转型和升级？这个有待于对"十三五"再进行回顾和分析，才能得出答案。

学术印记

2014 年,笔者于《中国医疗管理科学》发表《关于构建分级诊疗制度相关问题的思考》,回顾了分级诊疗制度在我国的发展历史,结合我国分级诊疗改革的现实基础和发展趋势,提出五个方面的可操作化建议。

2015 年,笔者于《中国医疗管理科学》发表《对建立分级诊疗制度相关问题的探究》,阐述了分级诊疗的基本概念,提出分级诊疗制度建设应具备的基本要素,对我国开展分级诊疗试点工作提出了建设性意见。

2018 年,笔者于《中国行政管理》发表《新时期的卫生行业综合监管:根由、路径及价值考量》,提出了落实多元监管格局建设和全流程监管体系建立的思路对策。

相关课题:

2014 年,笔者主持国务院医改办委托重点项目《建立分级诊疗制度研究》,对我国分级诊疗制度构建研究提出设计方案。

2015 年,笔者主持国家卫生计生委委托项目《我国分级诊疗试点评估》,对我国分级诊疗试点地区建设情况进行系统评估。

2016 年,笔者主持中国人民大学社科重点项目《分级诊疗框架下的医疗机构及医生绩效体系再造研究——以厦门为例》,对厦门市分级诊疗体系进行持续跟踪研究。

第三章

"十三五"医改：回顾和再验证

经过"十二五"改革，我国卫生事业取得了长足的进步，在历经一系列体制型变革之后，新医改在医疗、医药、医保领域取得了丰硕的成果，但改革远远没有结束。随着时间的推移，我国的国情和政策基本面不断发生着变化，"十二五"医改也显现出了新的问题，医改也面临着新的挑战。在外部环境不断变化的情况下，医改如何随机应变，如何制定适宜的政策，如何在新政策指导下迎接即将到来的"十三五"发展规划，成了医改面临的严峻课题。

第一节　新的问题与形势

"十二五"期间的医改开了一个好头，特别是将全民医保覆盖作为医改头等任务加以部署，取得了非常好的效果和巨大的成功。对此，国内外都有比较高的评价,认为我国医改在短时间内取得这样的成效,成绩非凡,来之不易。但实际上对这个问题有两种不同的观点,一种观点认为中国医改从此一马平川,能够沿着现在这条路顺利地走下去。在其他国家对医改特别是医保覆盖这个难题久攻不下的情况下,我国通过政府资助参保,城乡居民短时间内实现了全覆盖,充分体现了我国的制度优势,我国可以很快完成医改的攻坚任务。当然还有一部分人是存疑的,笔者多次在不同的场合表示了谨慎乐观,理由是我国以医保为突破口,通过增量改革来撬动医改,短期内取得非凡成就,举世瞩目,确实成效明显。但是不能盲目乐观,原因是随着城乡居民参保人数呈几何级的增加,对我国医疗卫生系统的服务能力和管理水平提出了很高的要求。筹资问题可以短期内解决,但是我国卫生行业的人才问题、服务网络问题、服务能力问题、经费筹措问题并没有得到同步解决。医疗消费能力增加,但患者就医如何合理分流,这是一个大问题。如果他们都流向大医院,大医院将更加不堪重负,并且这种消费模式对医疗资源的浪费巨大,总之,如何提升管理能力和管理水平是一个巨大的挑战。这个事情伴随着医改的始终。早在2008年,笔者在出版的书籍《解读中国医改》116页当中,就专门提出了这个问题。

这就是当时笔者和一些专家的分歧所在。有的人认为中国医改实现全覆盖,医改就完成了。事实是怎么样的呢?到了2013年和2014年,医改果然出现了新的问题和情况。首先,2013年,我国三级以上综合医院的年平均病床使用率高达102.9%,2014年这个指标为101.8%,说明了什么?就全国而言,大医院已经是人满为患,住院率超高,已经超过了正常的病床数,在医院走廊加床是习以为常的。据了解,有的大医院加床达到1 000多张,可以说是匪夷所思,闻所未闻。这种情况相对应的基层是什么情况?大医院的医务人员超负荷工作,不堪重负,基层医疗机构却受到了严重地削弱。这是因为患者上涌,大医院的虹吸不仅使得患者向上集中,相应地带动了资金流和人才的上涌,同时削弱了基层的服务能力。纵向来说,医疗机构正金字塔的格局发生了动摇,医疗资源的分布极不均衡。横向来说,就医的患者主要流向了区域中心城市的大医院,在这种情况下,区域的医疗发展不平衡,资源配置出现了严重的问题。所以说我国在解决了过去突出问题的同时,面临着新的问题,即我国医疗资源配置和使用不合理的情况凸现。这种情况可以说是许多人始料不及的。很多人认为医保全覆盖就可以解决所有的问题,实际上医疗保险和养老险种最大的不同,就是养老保险是财务安排,如果能及时足额拨付,就不会出现问题。但医疗保险最终提供的不只是资金,而是资金加服务,即便是支付了,但不能提供相应的、合理的服务,照样会出问题,所以许多人对医改的复杂性认识不够,因此出现了新的看病问题,那就是新的"看病难"和"看病贵"。新的"看病难"表现为什么? 由于居民医保的全覆盖,特别是新农合的全覆盖,患者的医疗消费能力提升,都走出家门到县城、到大医院去看病就医,导致大医院专家号一号难求,滋生了很多问题和不稳定因素。新的"看病贵"表现为在一定的医保报销比例下,报销的比例逐步提高,但是个人支付的绝对额实际上却在逐步上升,这种情况和过去的情况有本质的区别,同时也是存在着新的问题。在这种情况下,如何重新调配和优化资源配置迫在眉睫。事实上到大城市的大医院就医的患者当中,有很大一部分不应该,也没必要到大医院看病。以北京地区为例,即便是疑难重症救治能力最强的医疗机构当中,日常诊疗的患者中有约 1/3 是不需要到这里来就诊的。但是因为我国没有形成科学合理的就医秩序,从而导致了这种情况的出现。笔者在著作《解读中国医改》第 172 页提出,现在我国看病的路上没有"红绿灯",有病乱投医的现象非常严重,缺乏合格的全科医生"守门人",所以新的医疗政策应该鼓励患者按照科学的途径去看病。通过医保政策报销,引导患者到社区、到二级医院合理就医,而不是统统到三级医院去看病。早在2008年,笔者已经明确地提出了这个问题,这个问题出现重大转折是在2014年。2014年"两会"期间,政府工作报告第一次明确提出要建立健全分级诊疗制度,于是分级诊疗开始提上日程。本书的后面会讲到对分级诊疗如何来认识、把握和布局。

此外,随着医改的深入,前进路上的硬骨头也逐渐地显露出来,成为医改路上绕不过去的门槛。笔者早在2007年接受《健康报》采访时就提到,未来医改的两个难点,一个是公立医院改革,另一个是药品生产流通体制改革。

"十二五"期间,我国做了一些公立医院改革的试点,主要集中在县级医疗机构,城市当中也找了一些。当时各界普遍认为公立医院改革是比较困难的,所以试点工作相对谨慎,试点城市中只是选了若干个医院,有些地方还是选了较小的医院做试点。应该说公立医院的改革是小心翼翼地铺开。在县级公立医院,改革的力度相对较大,推进速度较快。在城市公立医院中,改革并没有放开手脚去做,直到三明医改的出现,探明了公立医院改革的路径,坚定了改革的信心,城市公立医院改革才奋起直追,逐步被推动。对三明医改,很多人追问究竟能否复制,有哪些地方按照三明的模式实施了。对于这个问题,笔者认为三明医改经验中的"腾空间,调结构,保衔接"九个字,实际上是找出了一个从药品入手,去撬动公立医院机制转变,通过调整医疗机构的收支结构,来实现医务人员合理薪酬,同时兼顾患者的利益,让改革的红利逐级传导,将转变公立医院以药补医的路径打通,就是探索了一条路。2017年,公立医院综合改革的一个重要内容是在全国取消药品加成,就是因为三明医改证明了这条路是可行的，才可以在全国推开，从新中国成立初到现在延续了几十年的药品加成制度正式取消。这个事情告诉我们改革试点可能有多种实现形式，真正有价值、可以推广的东西可能或许只有一两点，但可以为改革开辟一条路径。另一块硬骨头就是药品生产流通体制的改革。在新医改的初期，药品改革重点是围绕基本药物制度这条主线来开展，最初是有一定效果的，但显然基本药物制度不足以解决药品生产流通体制的问题。并且随着时间的推移，人们发现仅推动基本药物制度的改革，实际上影响了基层医疗服务能力的提升，有些地方甚至由于过于严格的基本药物管理，基层只能配售基本药物，再加上部分配售不到位，导致了基层的无药可用，进而导致了患者流失，反而影响了整体的改革效果。所以药品改革不能上游只是生产，中游只是流通，下游只是使用，而是要通过综合治理的手段进行改革。如果只是单纯地在公立医院内部通过规范医疗行为撬动药品整个生产流通体制，几乎是不可能的，并且行政成本太高，实际效果并不理想。2014年2月18—20日，时任中共中央政治局委员、国务院副总理刘延东在福建省考察医改工作时强调要进一步规范药品流通秩序，减少流通环节，切实降低虚高的药价。这是一个很重要的信号，标志着药品从使用环节到流通环节，再延伸到生产环节要进行全流域的综合治理。

在"十二五"末到"十三五"初这个节点，医改要作出两个重大的转变，一个转变是由过去的通过自主参保进行全面覆盖，转变到需方和供方的结构化调整并重，以医疗资源配置为抓手。另一个就是进行存量改革，把公立医院改革和药品生产流通改革，两个多年来有着千丝万缕、剪不断理还乱的关系厘清。公立医院的综合改革，要转变公立医院的运行机制，同时取消药品加成，药品生产流通体制和使用也要进行全链条的改革。所以"十三五"我国面临着新的问题，如何破局呢？就要分析政策布局的形成。

第二节　政策布局的形成

2014 年，政府工作报告明确提出，要建立健全分级诊疗制度。分级诊疗制度的提出有一个酝酿形成的过程。从 2013 年起，笔者有幸承担了国务院原医改办委托的分级诊疗制度研究的重点课题。那个时候，国家高层已经意识到了分级诊疗是必须研究解决的问题。在研究的过程当中，国家对率先试点的省份出台了相关政策来推行分级诊疗，笔者作为国务院医改专家也有机会到改革试点地区进行调研，撰写调研报告，参与政策研究。

结合课题研究，当时主要有两种解决思路，一种思路认为分级诊疗是大势所趋，势在必行，政府应该承担责任。通过政府发文，鼓励制定相关配套政策来实施分级诊疗。这条路径在一些试点地区取得了一定的成效。但也存在一些显而易见的问题。根据调研，主要有如下几个问题。

第一，分级诊疗的目标是对的，初衷是好的，但我国的现实是现有的医疗机构服务能力较弱，同等级的医疗机构服务能力的标准化、均衡化差。例如，同一个省份，同一个地区的二级医院之间、一级医院之间、包括社区卫生机构之间，医疗服务的能力差异非常大，导致客观上存在一个问题，如果要求二级医院必须承担某项医疗任务的话，有些二级医院的医疗能力绰绰有余，有的却无法胜任，这种情况导致政策难以去统一要求，统一部署，笔者形象地把这种情况比作是"地不平"，指的是我国医疗机构的服务能力基础比较差。地不平，桌子再好，怎么也是放不平的，也就是说分级诊疗政策很难去操作。

第二，分级诊疗会涉及各种不同的病种，比如某些专科疾病，包括妇科、儿科、精神卫生等，还有一些需要较高的诊治能力才能解决的病种，如肿瘤类疾病。对于这些种类的疾病，目前我国的基层医疗机构显然不具备诊疗的条件。我国专科服务本就是稀缺的医疗资源，在基层几乎没有，在这种情况下推进分级诊疗，不仅没有必要，反而增加了许多麻烦，所以"一刀切"存在着很多问题。

第三，对于分级诊疗，笔者一直认为，分级诊疗本身是没有错的，但是早期分级诊疗这个提法是有顾虑的，因为分级诊疗真正的含义是要医疗机构提供有管理的连续性服务。有管理的服务是指医疗机构对患者就医一定要有科学的管理办法。连续性服务是指医疗机构之间要提供无缝衔接的、根据患者病情需要的系统性的服务。这种有管理性的、连续性的服务，才是符合社会医学发展规律，符合国际发展趋势，也切合老百姓实际需求的医疗服务。分级诊疗这个名词往往让患者误解为只能在基层看病。大的医疗机构望文生义，认为和基层医疗机构进行了分工，大病我来看，小病你来管，这种情况非常不利于调动大医院参与分级诊疗工作的积极性。那后来为什么接受了分级诊疗这个说法呢？ 2015 年，国务院办公厅第 38 号文件，《关于城市公立医院综合改革试点的指导意见》（以下简称"38 号文"）中已经提出了这个工作。2016 年，"十三五"医改规划全面部署以后，世界卫生组织委托中国独立研究机构做一个关于中国分级诊疗进展的报告，笔者有幸承担了这项任务，在做英文翻译时，对"分级诊疗"这个词如何翻译，进行了多方的斟酌，最终，得到了包括世界卫生组织在内的国际组织对"分级诊疗"这个名词的翻译的认可。笔者一直坚持认为，分级诊疗的重点不是"分"，而是"合"，是提供有管理的连续性服务。

从 2014 年起，原国家卫生计生委就开始酝酿起草分级诊疗的政策,笔者也有幸参加了政策研讨,在研讨过程当中提出了自己的思路。第一,分级诊疗的重点是上下联动,提供连续性的服务,让老百姓感觉到就医的方便。第二,分级诊疗应该调动大医院参与的主动性,只是靠基层去做分级诊疗,既不可能也不现实。第三,分级诊疗应该坚持基层首诊自愿原则。分级诊疗是有益于患者的,但是一味强制,就容易事与愿违。所以,在制度试行期间,要坚持患者自愿,一旦患者认识到分级诊疗的好处,患者自然会真心地接受分级诊疗,当然还要配套有力的相关政策去支持基层自愿首诊的原则。

笔者认为,要推进分级诊疗制度的建设,应该以慢性病为突破口。笔者团队从 2014 年就开始跟踪研究厦门的案例,调研数次,一直到 2015 年 7 月,基于对厦门案例的研究形成了调研报告,认为分级诊疗制度的建设应该从慢性病干预开始,特别是高血压、糖尿病,具有很强的可操作性、必要性,符合疾病发生转归的规律,具有很好的社会、经济效益。2015 年 7 月,调研报告上报国家有关部门,最终得到国务院领导的批示,具有中国特色的分级诊疗制度从此逐步形成。2015 年 9 月,国务院办公厅印发 70 号文,其中就包括了笔者提出的分级诊疗的 16 字方针,"基层首诊、双向转诊、急慢分治、上下联动",强调了分级诊疗,基层首诊自愿原则和以高血压、糖尿病、结核病等慢性病为突破口的治病原则。这个文件的出台为整个"十三五"医改规划的形成和布局奠定了良好的基础。从 2015 年到 2016 年初,笔者有幸参加了"十三五"医改规划的编制起草工作,作为分级诊疗制度工作的牵头人开展了研究。当时设计的分级诊疗制度主要是围绕大医院怎样明确自身的功能定位,基层怎样提升服务能力,上级和下级之间如何互动,如何出台有利于分级诊疗的财政价格、医保政策、绩效考核政策等思路来设计的。

在逐步理清思路,设计要点的过程当中,笔者对分级诊疗又有了新的认识。2015 年,国务院办公厅印发的 38 号文中,分级诊疗作为政策要点被提了出来,但是它被排在第四点。在 2015 年启动的"十三五"医改规划编制当中,分级诊疗在整个医改构架中,也是排在后面。在研究过程中发现,分级诊疗这项工作是关乎全局的,横向涉及几大部委,纵向涉及大医院、基层医疗机构、医务人员不同层级关系等,它是一个重要的、动态优化医疗资源的抓手,分级诊疗应该是枢纽工程,应该放在医改的首位加以部署。所以笔者作为规划起草组专家汇报"十三五"医改规划进展时,汇报的第一个内容就是建立健全分级诊疗制度应该被置于医改的首位加以谋划和布局,得到了认可。分级诊疗作为"十三五"医改布局的首要工作,相应地也确定了分级诊疗制度在五项制度建设之中的位置。在 2016 年 8 月举办的全国卫生与健康大会上,笔者有幸作为学者代表参加了大会,聆听了中央国务院领导的现场报告,对健康中国战略实施以及医改有了更加深切、更加直接的感受。建立健全分级诊疗制度、有效的现代医院管理制度、高效运行的全民医疗保障制度、规范有序的药品供应保障制度、严格规范的综合监管制度,这五项制度的确立描绘了整个"十三五"医改规划的蓝图。这五项重点任务和"十二五"相比较,改革的重点任务排序发生了重大的变化。这种变化反映了改革在不断地前进,改革优先级在不断地变化。

第三节 "十三五"医改的
特征与类型分析

运用医改周期理论对"十三五"医改进行分析,对照体制型改革的维度逐一进行分析。

第一,在宗旨和理念上,"十三五"规划期间,特别是从 2016 年全国卫生健康大会以来,发生的重大变化是部署"健康中国战略",提出实现发展方式由"以治病为中心"向"以健康为中心"的转变,可以说这是重大的理念变化,对未来的医改将产生深远的影响。此外,对医疗供方启动了供给侧结构性改革,即以分级诊疗为核心的供给侧结构性改革,还包括一些体制性资源配置的改革。作为分级诊疗的后续,我国又陆续地出台了家庭医生签约的文件和医联体建设的文件,供方服务供给的方式发生了重大的变化,相对于"十二五"来说,这两点都是鲜明的变化。可以看出,这些改革都是重大的体制型改革。

第二,关于现代医院管理制度的分析。笔者团队曾做过一个详细分析,并在相关杂志上公开发表了题为《新时代现代医院管理制度的演进路径及政策衔接》的文章。在文章中,首先把国务院办公厅 2017 年 67 号文,《关于建立现代医院管理制度的指导意见》(以下简称"67 号文")与 2015 年 38 号文进行了比较研究,严格按照政策的逻辑结构,分析了一级指标维度和二级指标维度以及政策要点,然后进行对比分析,结果发现:第一,在 67 号文的 23 个主要政策指标中,18 个均与 38 号文的政策内容相似,两者高度一致。第二,67 号文的 77 个政策要点中,有 50 个与 38 号文内容交叉相容,这充分体现出两个文件在顶层设计上的紧密衔接、承上启下的关系。第三,67 号文包含一些创新点,如内部治理维度中的"健全科研管理制度和医院文化"2 个政策要点,38 号文未涉及;67 号文中党的建设维度中包含 3 个政策要点,这是首次被提出。实际上这两个文件有一个重要的关系,公立医院改革文件为现代医院管理制度设计进行了铺垫。38 号文重点针对公立医院改革,解决的是体制机制改革问题,而 67 号文是现代医院管理制度,解决的是制度安排问题。一个是叫"改",或者是"破",一个叫"立"。公立医院改革与现代医院管理制度属于制度形成的先后承续的不同阶段。经过以上分析，可以明显看出"十二五"医改规划和"十三五"医改规划的延伸关系。两个五年计划之间前后的延伸，又让我们看到制度的不断完善和定型，在指标方面得到了非常清晰的体现。

第三，关于医疗保障制度。在"十三五"医改规划当中医保制度的政策要点，第一点是健全可持续筹资和报销比例的调整机制，这是典型管理型改革的特征。第二点是深化医保支付方式改革。第三点是推动基本医疗保障制度的整合，从管理上来说，它是符合分型指标的，是以管理为目标的。第四点是健全重大疾病保障机制，这个方面是符合制度性的管理指标的。

第四，关于药品生产流通的分析。在"十三五"医改规划要点当中，第一是要深化药品的供应领域改革，其中重点提到了新药的创制问题，明显地由"十二五"时期的基本药物扩展到了全口径的药品供应，由"十二五"时重点放在医院使用端的药品治理上溯到生产领域，这显然是一个深化的改革。第二是深化药品流通体制的改革，提出来要加大药品耗材流通行业结构调整的力度。在过去"十二五"政策的基础上，"十三五"医改规划把耗材纳入了改革中。第三是完善药品和耗材集中采购，在"十二五"基础上进一步完善改革的具体内容，比如对两票制改革提出了具体的要求等。第四是巩固和完善基本药物制度，相对"十二五"医改规划的工作要点，这一点基本是一致的。第五是完善国家药物政策体系，在"十二五"医改规划的基础上进行了进一步地拓展。分析药品保障板块，可以看到"十三五"医改规划在"十二五"的基础上进一步纵深发展，进一步地拓展延伸，并且相对来说拓展力度较大，也可以看出来"十二五"和"十三五"医改规划相互之间密切的关联。

第五，作为五项制度的重要组成部分，建立严格规范的综合监管制度，这一条是全新的。在"十二五"医改规划当中，建立监管制度只作为配套措施提出,在"十三五"规划却是作为五项制度之一,它的地位、内容、制度化设计,是"十二五"医改规划不可等量齐观的,此举堪称是一个全新的制度安排。建立严格规范的综合监管制度,其中的要点,比如深化医药卫生领域放管服的改革、构建多元的监管体系、强化全行业、全流程、全要素的管理,包括引导规范第三方评价和行业自律等内容都是自成体系的。国务院于 2018 年 8 月亦出台了综合监管的意见,专门颁发了顶层设计的政策文件,不难看出这是新的体制型改革。

经过以上分析,对比三个体制型指标,包括现代医院管理制度,医保制度还有药品生产流通,和"十二五"医改规划可以说前后承续。另外三个,包括宗旨理念,分级诊疗制度,综合监管制度,是全新的,是"十三五"医改规划延伸拓展而来的。通过分析和对比"十二五"医改规划,能看到体制型改革相对来说不那么突出了,但与此同时,管理型改革的指标却进一步拓展,几乎在每一个维度上都增加了很多管理支撑点,由于篇幅关系,不一一赘述。可以看出"十二五"和"十三五"改革的特征已经发生了变化,而这种变化对未来意味着什么?对"十四五"意味着什么?我们还要再进一步去分析。

第四节 用国际标尺衡量 "十三五"医改成效

十年医改,我国取得了优异的成绩。2019 年 9 月 26 日,国家卫生健康委员会主任马晓伟在庆祝中华人民共和国成立 70 周年活动的第二场新闻发布会上提到,近年来卫生投入不断提高,群众看病就医的负担逐渐减轻。2018 年,我国卫生总费用占 GDP 比重达到 6.6%,基本医疗保障体系覆盖人口达到了 13 亿多,参保率稳定在 95%。"我们用比较短的时间，建立了世界上最大基本医疗保障网。个人卫生支出占卫生总费用的比重下降到28.6%，进入了一个本世纪最低的水平。"马晓伟特别强调。

新医改以来，财政加大了对医改的支持力度，据财政部社会保障司司长符金陵介绍，从2013年到2018年，各级政府对公立医院的直接投入由1 297亿元增加到2 705亿元，年均增长15.8%。同时，政府还通过对医保基金缴费的补助，间接支持公立医院发展。2018年，公立医院来自各类医保基金的收入达到12 339亿元，占公立医院医疗收入的51.5%。

随着"十三五"末的到来，中国十年医改的宏观成效逐步显现。《柳叶刀》杂志于2018年发布的全球195个国家和地区医疗质量和可及性排名显示，中国由2015年的第60位提升到第48位，是进步最快的国家之一。此报告是对中国十年医改成效最好的概括。同时对比2000年世界卫生组织对中国的评价可以看出，2000年6月，世界卫生组织首次在全球对191个成员国的卫生系统绩效进行整体量化评估。中国的卫生总体水平被排在了第144位，而卫生的公平性排在第188位，全球倒数第四位。经过8年医改的努力，已经发生了翻天覆地的变化。作为笔者来说，是专业从事医改研究工作的，针对十年医改亦给出了自己的评价，笔者评价思路如下。

首先，采用国际上公认的指标作为数据源。其次，对比了同样经济发展水平国家的卫生成就。同时在同样的卫生成就下，再对比不同国家医疗投入程度。通过这两轮对比来揭示中国医改的实际情况是怎么样的，实际的产出效果如何。在研究分析过程中，数据来源于世界卫生组织（World Health Organization，WHO），世界银行（The World Bank），《2019年中国卫生健康统计年鉴》，选取的指标包括健康投入指标四个,产出指标六个,同时选取了传染性疾病指标,慢性非传染性疾病指标,如表 3-1 所示。

表 3-1　十年医改成效评价指标体系

选取指标	内容
健康投入指标	1. 当前卫生总费用占 GDP 比重 /% 2. 广义政府卫生支出占 GDP 比重 /% 3. 广义政府卫生支出占当年卫生总费用比重 /% 4. 个人现金支出占卫生总费用比重 /%
健康产出指标	1. 出生时的期望寿命 / 岁 2. 健康期望寿命 / 岁 3. 婴儿死亡率 /‰ 4. 新生儿死亡率 /‰ 5. 5 岁以下儿童死亡率 /‰ 6. 孕产妇死亡率 /10 万 $^{-1}$
传染性疾病指标	1. 结核发病率 /10 万 $^{-1}$ 2. HIV 阴性人群中因结核病死亡人数 /10 万 $^{-1}$ 3. 新发艾滋病感染例数 4. 估计存活艾滋病感染者人数 5. 5 岁以下儿童乙肝表面抗原携带率 /%
慢性非传染性疾病指标	1. 慢性非传染性疾病年龄标准化死亡率 /10 万 $^{-1}$ 2. 15 岁以上人群癌症的年龄标准化死亡率 /10 万 $^{-1}$ 3. 20~79 岁人群的糖尿病患病率 /% 4. 30~70 岁人群因心血管疾病、癌症、糖尿病或慢性阻塞性肺病死亡的比例 /%

由于国际社会组织排名表格都比较大,限于篇幅,不再一一展示。现将研究思路和主要结果报告如下(详细分析过程和结果另行报告):

首先从健康和投入角度考察我国在世界范围的情况。在健康投入方面:通过查询世界银行官方网站统计的世界各国健康投入指标最新数据(2016年)，共获得186个国家/经济体的有效数据，综合各个健康投入指标来看，中国健康投入在186个国家中排83~98位。

在健康产出方面：通过查询世界银行官方网站统计的世界各国健康产出指标最新数据(2016—2017年)，不同指标获得的有效数据个数不同(180~199个)，综合各个健康产出指标来看，中国健康产出在193个国家中排50~63位。

再比较与我国健康水平相仿国家的投入情况。在健康投入水平与中国相当的国家中，我国健康产出排在前40%~50%，处于中上水平。而健康产出水平与中国相近的国家中(共44个)，其健康投入水平来说，中国卫生总费用占GDP比重排名38/44，处于较低的位置。

再分析传染病相关指标情况。中国结核发病率(2018)排名为110/194；艾滋病发病人数(2018)排名138/140；艾滋病存活感染人数(2018)排名为126/133；五岁以下儿童乙肝表面抗原携带率(2015)排名121/194。

非传染病相关指标情况。中国慢性非传染性疾病年龄标准化死亡率(2016)排名82/183；15岁以上男性人群癌症的年龄标准化死亡率(2015)排名160/183；15岁以上女性人群癌症的年龄标准化死亡率(2015)排名66/183；20~79岁人群的糖尿病患病率(2017)排名139/207；30~70岁人群因心血管疾病、癌症、糖尿病或慢性阻塞性肺病死亡(2016)排名68/183。

最终分析的基本结论为，我国整体健康绩效，不管是从投入产出的角度比较整体效果，还是同样的产出结果比较投入水平，国际组织的数据显示我国整体情况都是相对比较好的，或者说有着显著的制度优越性，这是对独立客观指标综合分析的结果，是有说服力的。需要指出的是：我国在传染性疾病指标上的投入和产出基本相当，同国际上相近情况国家的数据表现相当,但是,非传染性疾病特别是慢性病等特殊病种,如糖尿病和癌症,未来还有很大的进步和改善空间。到目前为止,我国卫生总体绩效同国际整体水平相比,可以概括成一句话:总体指标不错,整体产出占优,急性传染病指标相当,慢性非传染性疾病指标仍需努力。这是未来需要高度重视和研究解决的突出问题。

学术印记

2015年，笔者于《中国医院管理》发表《公立医院医疗服务价格调整难点及推进策略》，研究新医改以来公立医院医疗服务价格调整的进展和问题，以34个国家级试点城市为例，探讨调整医疗服务价格的解决策略和路径，提出推进策略。

2017年，笔者于《价格理论与实践》发表《医疗服务价格动态化调整：大转折与新思路》，阐述"三代调价模式"的概念并比较了主要特征，提出了动态化调价的目标与原则，并提出针对性的政策建议。

2018年，笔者于《中国卫生经济》发表《"三医"联动视角下的医疗服务价格动态调整》，分析了卫生、价格、医保、财政四个部门在医疗服务价格调整中发挥的作用和各自承担的压力，构建了理论模型分析医疗服务价格不同调整幅度和不同时段对几个部门的影响。

2018年，笔者于《中国卫生政策研究》发表《新时代现代医院管理制度的演进路径及政策衔接》，分析了公立医院综合改革与现代医院管理制度建设的递进与衔接关系，并提出新时期现代医院管理制度的政策建议。

相关课题：

2013 年,笔者主持国家社科重大项目《我国健康国家建设和慢性病社会经济危害预测与治理研究》,在研究过程中,关于公立医院试点管理(2014)、分级诊疗(2015)的相关研究获得了国务院领导的批示,关于卫生技术评估(2016)的相关研究获得国家卫生计生委领导的批示,并相继发表了 7 篇学术论文,本课题于 2018 年获得免鉴定结项。

2013 年,笔者主持中国机构编制管理研究会委托项目《公立医院不同层面理事机构构建和运行效果评价——以镇江、重庆、芜湖为例》,对公立医院治理机制建设以及运行效果进行研究。

第四章

医改升级路径与转型趋势

　　随着我国政治经济的不断发展,医疗卫生行业所处的外部环境也在不断发展变化之中,医药卫生体制改革亦在不断地深化。在这个过程中,我国的医改政策和改革实践随着外部环境的不断变化,结合广泛的国际经验,在不断探索中曲折前进。医改中的热点问题广为人们讨论,这些问题是否找到了合适我国国情的发展道路?本章将对十年医改的改革路径进行分析探讨,对改革的转型趋势给出独立的思考。

第一节　从"十二五"到
"十三五"的转型

　　古人云"年年岁岁花相似,岁岁年年人不同",指的是自然界与社会领域存在区别和变化。2013 年 12 月 30 日,中央政治局决定成立中央全面深化改革领导小组（简称"深改组"，2018 年 3 月中共中央根据《深化党和国家机构改革方案》由原中央全面深化改革领导小组改成的中共中央直属决策议事协调机构中国共产党中央全面深化改革委员会），该小组主要为全面深化改革服务。截至 2019 年 12 月共召开 49 次深改组会议，其中共有 17 次对医改工作进行部署，研究出台了一系列重要的纲领性医改文件。在"十二五"医改规划之后，我国专门制定了"十三五"医改规划，不同于其他部门的五年规划，这是我国改革开放史上比较典型的两次改革规划。首先解释一点，为了能够按照 2009 年新医改方案蓝图扎实地推进医改，国家编制了"十二五"医改规划，之后又编制了"十三五"医改规划，未来还有"十四五"医改规划。所以医疗卫生领域既有改革规划，又有发展规划，同时还有中长期规划，如《"健康中国 2030"规划纲要》。国家对医改的重视为开展研究提供了可能。究竟"十二五"医改规划和"十三五"医改规划是什么关系？医改的内容是否已经发生变化？本书对此进行分析，然后得出结论。

一、发展理念

"十二五"医改规划是在新医改方案出台后实施的，所以对于"十二五"医改规划的分析，要看新医改方案中是如何表述其指导思想的。首先，对发展理念是这样表述的："实现人人享有基本医疗卫生服务的目标，着力解决人民群众最关心、最直接、最现实的利益问题。坚持公共医疗卫生的公益性质，坚持预防为主、以农村为重点、中西医并重的方针，实行政事分开、管办分开、医药分开、营利性和非营利性分开，强化政府责任和投入，完善国民健康政策，健全制度体系，加强监督管理，创新体制机制，鼓励社会参与，建设覆盖城乡居民的基本医疗卫生制度，不断提高全民健康水平，促进社会和谐"。

就"十二五"医改规划这段表述来说,可以得出这样的分析结果:首次提出人人享有医疗卫生服务的目标;首次提出覆盖城乡居民的基本医疗卫生制度,这个前面已经分析过了,这在历史上是第一次,也具有划时代的意义;坚持公共医疗卫生公益性质也是在新阶段提出来的鲜明旗号。关于原则,即以预防为主,以农村为重心,中西医并重,这是我国过去卫生工作方向一直强调的。所以从理念上来说,重点是人人享有、全覆盖和公益性,这是鲜明而突出的特点。较过去来看,这方面已经有了很大的进步。那么在具体原则上我国是如何对应的呢? 首先,以人为本,把维护人民健康权益放在第一位。其次,立足国情,建立具有中国特色的医药卫生制度。再次,坚持公平与效率的统一,坚持政府主导与发挥市场机制作用相结合。最后,统筹兼顾,解决当前突出问题与完善制度体系结合起来。相比过去来说,这也是很大的进步,特别是把维护人民健康权益放在第一位,坚持公平与效率相统一,是有非常重要的意义的。

以上是"十二五"医改规划的改革发展理念和宗旨。下面再分析"十三五"医改规划相对应部分的提法。坚持正确的卫生与健康工作方针:"以基层为重点,以改革创新为动力,预防为主,中西医并重,将健康融入所有政策,人民共建共享。"树立大健康理念,全力推进卫生与健康领域理论创新、制度创新、管理创新、技术创新,加快建立符合国情的基本医疗卫生制度,实现发展方式由以治病为中心向以健康为中心的转变,推进医疗卫生治理体系和治理能力现代化,为推进健康中国建设、全面建成小康社会、实现"两个一百年"奋斗目标和中华民族伟大复兴提供坚实基础。

很显然,在改革发展理念上,"十三五"规划对大健康、发展方式、健康中国战略有明确的要求和论述,所以重点已经从解决住院、看病问题升级到健康问题。在创新方面，提了四个创新——理论创新、制度创新、管理创新、技术创新，这也是首次提出对于医改，要以理论为先导，着眼于制度建设，但同时提出管理创新和技术创新，并将其作为重要的内容，说明我国开始重视管理问题和技术力量在其中发挥的作用。还有关于推进医药卫生治理体系和治理能力现代化，这也是重大的命题，对新时期医改提出更高的要求，这是社会治理重要的领域，也是体现基本理念的重要方面，它不简单是一个医改的问题，更是我国推行治理体系和治理能力现代化的重要组成部分。如此看来，"十三五"医改规划相较"十二五"医改规划来说，思路更宽、看得更远、要求更高，和过去对医疗卫生领域改革的认识相比，可以说是有重大的转变和升华。

二、改革类型

"十三五"的医改相较"十二五"的医改，实际上已经悄然转型。虽然这些工作一直在做，五年一个阶段，持续不断地推进，但从总体上进行分析研究，其类型已经发生变化。按照医改周期理论中改革类型的分型指标来分析，"十二五"中几乎所有涉及体制型改革的维度都有重大调整，并且多个维度都是创建性、根本性的变化，同时很多具体措施也是首次提出。但是到"十三五"再分析这个指标，就会发现有三项是新加的：第一项是实现发展方式由治病为中心向健康为中心转变；第二项是供给侧结构性改革，要建立健全分级诊疗制度；第三项是建立综合监管制度。这三项应该说是根本性的。其他三项，包括现代医院管理制度的建设，是从公立医院综合改革演变而来；建立优质高效的医疗保障体系，是从"十二五"医保改革演变而来；药品生产流通改革，同样是从"十二五"延伸扩充而来的。所以，从宗旨和内容来说，"十三五"规划有一半是全新的，还有一半是对"十二五"的发展和承续。

从这个角度来看,我国处于由特点鲜明的体制型改革到混合型改革的转变过程中。虽然两个五年规划前后相续,时间跨度并不大,但是通过分析改革的内容,可以发现根本变化已经发生。这种改革类型的变化实际上是国际规律和发展路径在我国的具体体现,也是医改周期理论从国际社会样本当中总结出来,从假设、提出、由若干国家去验证,到用于分析、指导我国医改的例证。这不仅说明医改周期是成立的,医改周期的制度分型及其标准,以及制度分型用于具体实践等都是通过了验证的。所以,医改周期理论可以用于指导"十四五"医改规划的编制及其检验,让我们拭目以待。

三、改革发展的重点任务

"十二五"医改确定了四项重点任务:第一项是加快健全全面医保体系;第二项是同步完善基本药物制度;第三项是巩固完善基本医疗卫生机构运行激励机制;第四项是积极推进公立医院改革。这是"十二五"期间深化医药卫生体制改革规划暨实施方案,也就是新医改方案的系列部署,但是在众多系列部署当中又明确了"十二五"期间的四项重点任务。在当时来看,我国抓住了三个基本问题,同时也是短板:首先是基本医保,第二是基本药物,第三个是基层医疗卫生机构。同时提出来积极推进公立医院改革,并且统筹推进相关领域的改革,形成这样一个总体布局。

到了"十三五"期间,我国确定了五项重点任务:第一是建立科学合理的分级诊疗制度;第二是建立科学有效的现代医院管理制度;第三是建立高效运行的全民医疗保障制度;第四是建立规范有序的药品供应保障制度;第五是建立严格规范的综合监管制度。这和"十二五"相比又有很大的变化,下面逐一进行分析。

第一个变化是"十二五"医改规划中第一位重点任务,即加快健全全民医保体系,在"十三五"排在了工作的第三位,原因何在? 并不是医保不重要,而是在"十二五"期间重点做了这项工作,取得了卓有成效的进展,基本上实现了全民医保的目标,所以阶段性任务已经完成,下一步的重点就是如何高效运行,如何把体系建立的更加完善,因此将其摆在第三位。

第二个变化是"十二五"医改规划当中的第四位,即积极推进公立医院改革,上升为"十三五"医改规划中的第二项重要工作,即建立科学有效现代医院管理制度。为什么把这个事提得这样高,是因为随着改革推进,大家越来越认识到公立医院的改革是枢纽工程,它连接了供方、需方,这项改革实际上是关乎全局的。同时改革目标要用一套制度化的东西把它稳定下来,按照组织变革理论来解释,即解冻——变革——再冻结,经过"十三五"能够基本全面推开之后,要上升为一种制度,这也是一个很重要的过程。

第三个变化是在"十二五"医改规划统筹推进相关领域改革中的有一点是推进药品生产流通领域的改革,现在已经作为"十三五"的五项重点改革之一,即第四项建立规范有序的药品供应保障制度。由此,可以说对药品生产流通领域的改革有了新的认识,已将它视为中国特色医改的重要组成部分。基本药物虽然重要,但远远不能解决和替代药品供应保障,因此"十三五"把它列入重要的制度。

第四个变化是在"十二五"医改规划统筹推进相关领域改革当中提出来的健全医药卫生监督监管体制,这个事情到了"十三五"上升为建立严格规范的综合监管制度,为什么这样提? 是因为在改革过程中体会到,发展到什么程度就要有相应的监管制度去配套、去支撑,否则这种发展往往是不可持续的,或者伴随很大风险的。因此,综合监管制度要相应地配套建立。

还有一个是居于首位的,建立科学合理的分级诊疗制度。如果研究新医改方案的原文,虽然"十二五"规划里没有把它作为重要的工作,实际上在新医改方案当中有所提及的,不过只是一句话,即建立城市医院与社区卫生医疗机构的分工协作机制,在这里提出逐步实现社区首诊、分级医疗和双向转诊。由此看来,当时已经提及这个问题了,但是对分级诊疗的战略性、重要性及其内涵认识还不是很清晰。随着"十二五"医改推进,特别是到了2013年、2014年,一系列新问题凸现出来,比如有序就医问题,大医院人满为患问题,新的"就医难"问题,即到大医院挂专家号困难,再加上医疗资源的配置使用出现了一些倾向性的问题,所以国家下决心在"十二五"末,即2015年9月出台了国办发70号文,《关于推进分级诊疗制度建设的指导意见》(以下简称"70号文")。在此基础上,又进一步在"十三五"医改规划当中,把分级诊疗作为首位任务提了出来。分级诊疗的重要性还可以从国家卫生健康委员会主任马晓伟的一句话中体现出来:"某种意义上说,分级诊疗制度实现之日,乃是我国医疗体制改革成功之时。"这说明有关方面的领导对分级诊疗的重要性有非常深入的认识,对分级诊疗的运行规律也有非常深入的把握,这也推动了分级诊疗工作的定位和发展。

第二节　中国特色的医改推进路径:
从试点到制度构建

新医改以来,在所有的政策和工作当中,"试点"是高频词。为什么这些工作都要做试点? 为什么要不断地去总结、提高、扩大试点? 是因为中国的改革有别于其他的国家。因此,观察中国医改的走向应该首先从试点开始,真正了解中国医改的政策也要从试点开始。只要把这个事情搞明白,中国医改的事情也就搞清楚了。所以下面以公立医院改革为例,来说明是如何从试点到完成制度构建的。

新医改方案出台之后,2010 年 2 月,五部委联合发布《关于公立医院改革试点的指导意见》,公布了第一批 16 个公立医院改革国家联系试点城市,启动第一批试点。2012 年,国务院领导到北京友谊医院调研,认为北京市友谊医院对改革的认识很深刻,基础比较好,所以当场拍板,将北京市也纳入医改,这就是 17 家公立医院改革国家联系试点城市的由来。在此基础上,各省也陆续地确定省级的试点。在前期试点的基础上,2014 年 5 月,原国家卫生计生委公布了第二批 17 个公立医院改革的国家联系试点城市,至此 34 个城市已经启动。到 2015 年 5 月又进一步扩大,增加了 66 个国家联系试点城市,这时总数已经达到了一百个。到 2016 年 5 月,公布了第四批公立医院改革试点城市,达到了 200 个。应该说至此已实现了拐点,因为全国共有 300 多个城市,达到 200 个试点城市的时候,时机已经基本成熟。所以 2017 年"两会"期间,李克强总理在政府工作报告中明确提出年底之前全面取消药品加成,由此 2017 年 9 月底城市公立医院改革就全面推开了。

在抓城市公立医院改革的同时,我国也在推进县级公立医院改革。2012 年 6 月,国务院办公厅下发了《关于县级公立医院综合改革试点意见》(国办发〔2012〕33 号),遴选了 300 个县(市)开展公立医院综合改革。到 2014 年 3 月,又印发了《关于推进县级公立医院综合改革的意见》(国卫体改发〔2014〕12 号),选出了第二批试点 700 个,至此全国试点已经达到了 1 011 个,占全国县、市级总量的 50% 以上。在这个基础上,2015 年又进一步出台了文件,确定了全面推开县级公立医院改革。可以说经过三步走,我国实现了全覆盖。

在城市公立医院改革和县级公立医院改革的同时,我国还做了综合医改试点省。这项工作的提出是因为在改革过程中发现城市公立医院改革和县级公立医院改革是非常有必要的,但有一些涉及系统性、集成性、整合性比较强的改革,在市和县当中还有一定的局限性,所以国家决定在省一级平台进行试点。2015年,国家确定了第一批四个综合试点省。在确定试点省的过程中提出了比较高的要求。有十个必答题,并且要有一定的竞争性,要事先制定试点方案,进行"答辩",表现确实好的、能够起到示范引领作用的省份才能够第一批入选,即福建、青海、江苏、安徽。因为综合试点省的效果还是比较好的,能够整体提升医改的质量和水平,所以,2016年,在前面的基础上又批了7个综合试点省,至此有11个试点省。由此可以看出,这些工作都是从点到面,从小到大,循序渐进地去推开的。

在此,要探讨采用试点的原因:

第一,改革往往是一种探路工程,史无前例,需要去探索,很难有现成的答案、现成的模式,尤其我国地域辽阔,各地情况复杂,很难有一个适合各地的成熟方案同步启动。

第二,从风险控制角度来说,医改属于民生领域的改革,它是社会改革,不像实验室的设计,难以推倒重来,重新启动,并且会影响人们的切身利益,所以既要积极,也要稳妥,先找一些试点,总结观察,等有了成功经验再拓展推广,这种策略是非常正确的。

第三,既然改革有这么多风险、这么多难处,为什么这么多年试点办法屡试不爽呢?这就涉及对试点的认识,对试点原则政策的把握有独到之处。对于试点地区,国家一直给予支持、鼓励和帮助,不是为了试点而试点,而是结合当地的实际情况,解决他们发展中的困难、管理中的难题,包括智力支持,这些都受到试点地区的欢迎。另外,试点地区也得到了各方面的关注和领导的关心,实际上非试点地区自己做可能很难,但是试点地区大家帮助做,这个事反而相对容易,所以地方试点是有积极性的。再从实际结果来看,根据观察,绝大部分试点地区都是受益的。试点意味着未来政策的走向,"先试"等于具有先发优势,"后跟"等于再去追赶,因此先试地区在改革上更有主动权,更加从容。从中长期来看,先试地区和后续跟进地区相比是受益者。因为对于试点工作,国家有关部门包括财政,一直提供支持,这个原则是非常正确的,不能让改革的地区吃亏。另外,改革也要有容错机制,上下都有共识,即改革难免出现问题,但只要是真心为了改革,不管是好的经验,还是失败的教训,只要真正为改革提供了独到的见解,能够为大部队前进扫平障碍,还是非常有价值的。所以这么多年搞试点,到现在为止,很多地方还是很踊跃的,这是中国医改成功的法宝,从这个角度出发就可以了解试点工作的方式和方法。

现在,公立医院改革全面推开并且全面升级,我国在按照现代医院管理制度来建设,有人问,还有没有试点?笔者的回答是有。2018年底,国家卫生健康委下发了148家现代医院管理制度的试点,笔者对这个做法也表示赞同。即便是制度已经定型,全国公立医院将近1.2万家,也没办法让所有公立医院齐头并进,这个过程中还是会有各种各样的情况,需要再去试验,再去总结,再去推广,所以又进行了试点。试点是过去改革屡试不爽的法宝,未来也是不可或缺的有效办法,所以对中国的医改试点应该更加重视,让更多相关领域的改革加入试点队伍。

第三节　改革策略的完善

十年医改收获很多。改革开放初期,各行各业都在搞改革,最多的就是体制改革和机制转变,完成这两步,改革基本算是大功告成了。通过对新医改方案中框架结构的分析可以看出,改革的主要内容部分是这样表述的:完善医药卫生四大体系,建立覆盖城乡居民的基本医疗卫生制度;再往下就是完善体制机制,保障医药卫生体系有效规范运转。前面提出来要构建体系,后面是完善体制机制,保障其运转。那么究竟是完善什么样的体制机制? 文件当中指出完善医药卫生的管理、运行、投入、价格、监管体制机制,加强科技、人才、信息、法制建设,保障医药卫生体系有效规范的运转。从这个表述当中可以看出,整体的改革思路是:建体系要用相应的体制机制来保障,主要是管理、运行、投入、价格、监管。这个地方讲的管理实际上是外部管理,这里边主要包括属地化和全行业管理,强化区域卫生监督,推进公立医院管理体制改革,主要是靠政府的职能转变。

由此可以初步得出结果,改革之初就是从体制机制入手,这是符合改革逻辑的。所谓改革和不改革的区别,肯定是要解决管理体制和运行机制的问题,这毋庸置疑。但随着改革的推移,人们的认识又逐渐发生变化。在 2009 年,新医改方案出台之后,"十二五"陆续出了一些政策,到"十三五",特别是党的十八大之后,国家也出台了一系列重要政策。政策出台以后,下一步就是实施的问题。在实施过程当中,发现很多政策出台非常不容易,落实起来更难,如何落实就成为一个大的问题。打个比方,即中央制定政策,地方贯彻政策,这个过程相当于跑接力赛。跑第一棒的是中央,即发出政策。最后一棒是谁跑? 很多时候是医疗机构的医务人员。最后交棒给谁？是交给患者和居民。也就是说这么多的医改政策，最后要由医务人员传递给居民和患者。中间任何一个环节的交接棒出了问题，这么多的惠民利民政策，患者、居民都是感受不到的，没办法传导。那么如何能够完成这次接力赛？实际上，在医疗机构内部，管理是非常重要的。当时笔者在《健康报》发文就提到了科室的改革，过去改革往往是对宏观方面讲得比较多，医院内部涉及的比较少，这就使得很多政策贯彻到了医院管理班子这层，基本很难向下传导，以至于搞公立医院综合改革搞了几年，还有很多医院甚至大医院的科主任对于医改政策一无所知。对这一现象，笔者当时提出来分层协同治理的理论，在 2010 年又提出来驱动型绩效管理理论，本书后面会详细论述。

实际上这么多的医改政策要想落地，就必须要做管理，特别是医疗机构的内部管理，当然其他领域，如医保、医药，也都面临着同样的问题。那么如何做这个管理？党的十八届三中全会首次公开提出严格绩效管理，突出责任落实，确保权责一致；同时又提出建立公立医院外部的评价机制。因此在卫生医疗领域亟须引入绩效管理，此处的绩效管理不是指绩效工资。绩效工资过去是分配手段，而绩效管理是战略工具，是一个工作的抓手，二者存在本质差别。最初按照 2014 年下发的国办转发的医改工作要点，是有出台文件的附件，其中公立医院外部评价文件是作为附件之一下发的。当时笔者参与了课题的研究和文件的起草，在文件基本准备就绪的时候，主要领导就提出绩效管理非常好、非常有用，建议全行业都应该这样去做，所以又进一步增补，把医疗机构、血站、卫生监督、社区、卫生组织等全部建立了绩效考核，最终 2015 年的 94 号文出台，这是历史上第一个部委联合会签的关于绩效考核的文件，说明绩效管理是撬动医院内部管理的政策，被决策层高度重视。

随着时间的推移,愈发认识到绩效管理是非常重要的改革配套的工具。所以2019年的国办发40号文,又专门出台了公立医院管理的文件。笔者曾经说过,几年前让国务院发一个绩效管理的文件是难以想象的,而现在国务院领导亲自过问和推动,把全国两千多家三级医院的数据全部汇总,进行统一的考核,这说明国家对管理的重视程度空前提高,也说明这种体制改革和机制转变离不开管理支撑。任何一个好的体制,包括机制,没有强有力的管理支撑,是难以落实的,也难以持续。所以,改革逐步地把管理也融入其中。

到此并没有结束,随着一些地方改革,特别是医疗服务价格,还有取消药品加成等重大改革,各地创造了新鲜的经验。比如说像北京这样的特大城市能够比较平稳地落地,研究后发现很重要的一条,在搞改革的同时,加大了对群众的服务力度。说明了一个道理,老百姓从来不反对改革,他们反对的是因为改革导致的服务质量和服务效率的下降,影响到了他们的切身利益。要防止对改革片面的理解,比如只要是体制改革、机制转换,那就是一好百好。改革的策略应该是"四位一体",即体制改革、机制转变、管理提升和服务改善,这样的改革会越做越好。

这一思路已经在国家文件中得到了体现,2017年的国办发67号文关于建立现代医院管理制度的文件中,对现代医院管理制度的内涵进行了明确的界定和分析,分为外部治理和内部治理两大体系。在内部治理方面,除了制定章程、健全医院的决策机制、建立八项核心制度之外,还有一条就是全面的便民惠民服务。可能有人不理解,认为现代医院管理制度为什么还要专门将全面便民惠民服务作为一条提出来?根据研究,这是非常重要的。医院要发展、要改革,任何时候不能忘了服务,只有这样才能顺利改革并且持续发展。所以,新医改十年来的经验表明,我国取得了很大的进步,其中"四位一体"的改革策略应该是重要的收获之一。

第四节　医改中的热点和难点

前三节重点是对"十二五"和"十三五"医改进行分析,并且研究他们之间的承续关系、升级路径和转型过程,让大家对"十二五""十三五"医改有深入的理解,但这仅仅是开始,因为我国在做这些工作的过程当中,还遇到了很多的难点和热点问题,这些问题,虽然是一个局部或节点问题,但是它影响整体的效果。所以,根据这些年跟踪研究的结果,将对这些热点和难点问题逐一进行分析,供大家参考。

第一,在提出建立的五项制度中,第一项是科学合理的分级诊疗。那么,科学合理的分级诊疗制度怎么建?这几年国家出台了一些政策文件:2015年,70号文对分级诊疗做了规划;2016年原国家卫生计生委发布了国卫医发〔2016〕75号文提出开展医疗联合体,建设试点工作的指导意见;2017年4月,国务院国办发〔2017〕32号文发布,关于推进医疗联合体建设和发展指导意见;紧接着,2018年,国家卫生健康委和国家中医药局联合发了医联体综合绩效考核工作方案,即国卫医发〔2018〕26号文;2019年,国家卫生健康委又发了关于推进紧密型县域医疗卫生共同体建设的通知,即国卫基层函〔2019〕121号。这些文件都是紧锣密鼓进行部署的,那么部署的策略是什么呢?我国把分级诊疗作为总目标,通过两个抓手去落实,一个是家庭医生签约,一个是医联体,特别是医联体建设是当前落实分级诊疗工作最重要的抓手。医联体建设是供给侧结构性改革的一个典型案例,如何合纵连横,如何建立医联体,如何让医联体真正发挥分级诊疗的作用,这是当前亟须解决的问题。我国医联体和国外的情况不同，下面还要详细论述。

第二，关于建立科学有效的现代医院管理制度。关于这一项已经有正式发文和部署安排，并且陆续出台了几个配套政策，如《关于加强公立医院党的建设工作的意见》，来推动现代医院管理制度的建设。其中，制度设计的基本框架初步建立，并且路径清晰，方向正确，但关键是如何落实。2019年，国办发〔2019〕4号，《关于加强三级公立医院绩效考核工作的意见》（以下简称"4号文"）中专门部署了这个问题，这也是非常重要的抓手。但问题是可以这样去考评公立医院，那么公立医院如何能够结合自己的实际情况，创造性地开展绩效管理工作，转换过去不适当的或者过时的发展方式、绩效分配方式乃至与之相关的管理行为和医疗行为，这是重点和难点。改革的目的不是在于考核，目的是使其上下贯通、内外贯通，使其真正按照改革发展的目标向前推进。因此绩效管理如何能够更进一步地去完善，这是当前的重点和难点。

第三，建立高效运行的全民医疗保障制度。目前，中国特色的医疗保障体系框架已经形成，从城镇职工基本医疗保险、城乡居民基本医疗保险、大病保险、医疗救助、补充医疗保险以及商业健康保险，再加上过去出台的疾病应急救助，可以看出门类还是比较齐全的。我国完成了制度设计、筹资机制以及机构整合，然而现在的问题是如何高效运行？现在对医保资金战略购买方又赋予很多职能，其本身的话语权越来越重，但关键是其如何能够发挥现有优势，实现高效运行，并且能够有力推动三医联动和协调发展，这是一个难点。

第四，药品领域目前的重点是，根据新的形势，从最初"十二五"以基本药物为主，到"十三五"在药品流通领域重点抓两票制和配送，再进一步延伸到生产，主要是仿制药一致性评价。可以说上下游、全链条的药品领域都在做改革。特别是新一届政府成立以来，在集中带量招标采购方面又有很大的进展，力度非常之大，效果也很明显。但是未来招标采购是中间环节，它的目的是要形成健康发展的循环机制，怎么样实现这样一个良性的循环机制，怎么样让这种改革最后能促进产业升级、创新能力增强、药品质量提升、良性竞争秩序的形成，这是目前需要考虑与探索的重要问题。

第五，是如何在新时期重新认识信息化的问题。实行改革以来，特别是推行分级诊疗以来，在绩效管理以及医保管理服务当中，对信息化的认识有所转变。过去认为信息化仅仅是一个技术支撑，但由于近几年信息化进展加速，互联网＋、大数据、云平台、人工智能和 AI 的出现，对医疗行业的服务理念、服务模式和管理模式进行了创新，既带来挑战，也提供了很多种可能。过去很多难以解决的问题或许可以迎刃而解了；过去不存在的问题，可能因为信息化的发展而体现。信息化往往有巨额的投入，但是这究竟能不能产生相应的社会经济效益，这又带来了一系列的重大问题。

以上几个问题可以说是当前医改领域当中最重要、最难以把握、亟须探索突破的关键问题。因此，在完成了对"十二五""十三五"规划分析之后，本书将对这几个问题进行深入、系统的探讨，在此基础上，再去构思和谋划"十四五"的未来。

学术印记

2018 年,笔者于《卫生经济研究》发表《我国医联体的功能定位与发展趋势——以罗湖医疗集团为例》,在梳理了深圳罗湖区医疗集团发展历程及特点的基础上,分析指出了我国医联体向健联体转变的趋势。

2018 年,笔者于《中国医院管理》发表《自发型医疗联合体运行机制研究——以大连医科大学附属第二医院医疗联盟为例》,对自发型医联体的典型案例——大连医科大学附属第二医院医疗联盟的运行机制进行研究。

相关课题:

2019 年,笔者主持国家社科重点项目《"互联网+"环境下基层医疗卫生服务能力提升路径和方法研究》,主要针对分级诊疗制度背景下与"互联网+"技术环境下,基层医疗卫生服务能力的提升展开研究。

2019 年,笔者主持国务院医改领导小组秘书处委托项目《我国医联体建设进展与成效评价》,对当前我国医联体建设进展情况和取得的成效进行独立客观评估。

第五章

供给侧结构性改革与医联体建设

　　供给侧结构性改革是近年来人们耳熟能详的热词。在医改领域，同样存在着对供方的改革，即分级诊疗。分级诊疗是医改中上下联动的重要抓手，要建立健全我国的分级诊疗制度，医联体的建设必不可少。在如今外部环境和内部因素发生深刻变革的医改中，如何合理制定卫生政策，利用卫生资源，构建居民满意、管理精细、绩效达标的医联体，成为新时期医改面临的重大挑战。

第一节　分级诊疗与医联体：
医联体政策框架的构建

　　2015年，70号文出台，实际上很多人并没有预料到这个政策出台后，各方反映还是比较好的，应该说是平稳顺利出台。之所以说好于预期,是因为在大家的认知当中,推行分级诊疗是非常难的,大家很难理解。但是通过研究发现,分级诊疗其实是一种柔性改革,不是刚性改革,充分考虑到各地的实际情况。笔者找了一个小的切口,即以高血压、糖尿病、结核病等慢性病为突破口,以小切口做大文章,所以 70 号文的出台为医联体建设做了很重要的铺垫。

正是因为 2015 年下半年的 70 号文顺利平稳地出台,并确定了一些原则,如:推进的方式、分级诊疗试点工作考核评价标准。2016 年,原国家卫生计生委发布《关于推进分级诊疗试点工作的通知》(国卫医发〔2016〕45 号)确定了 270 个分级诊疗试点城市,为"十三五"期间谋划部署分级诊疗工作赢得了宝贵的时间。

但政策的平稳顺利出台并不意味着就可以自动落实,因为分级诊疗这项工作实际上涉及医疗资源配置、基层医疗服务能力提升、患者居民利益,当然也涉及医疗机构、医保、医药等方方面面。可以说,分级诊疗是牵一发动全身的系统工程,真正落实是非常不容易的。在研究讨论"十三五"医改规划期间,国务院领导对此事看得很透,把脉很准,那就是要推进分级诊疗一定要有抓手,这个抓手是什么? 就是要以医联体建设为抓手,来推动分级诊疗制度落实。回头看,这是非常正确的。如果没有医联体的抓手,分级诊疗是很难落地的,用医联体来推动分级诊疗落地,这就是国家出台医联体政策的初衷。现在不能就医联体谈医联体,而是要不忘初心,牢记使命,医联体建设的目的是落实分级诊疗,这个要反复强调。

在医联体整体政策框架的搭建当中,主要有以下几点:

第一,医联体和家庭医生签约是推动分级诊疗两个重要抓手,显然,医联体建设承担了更重要的使命。2006 年,国务院下发了《关于发展城市社区卫生服务的指导意见》(国办发〔2006〕10 号),城市社区卫生服务有了一定基础。2009年的新医改方案,就明确了"建立城市医院与社区卫生服务机构的分工协作机制",并且也提到了"社区首诊""分级医疗"和"双向转诊"的字眼。比较遗憾的是当时并未提及农村。很长时间以来,我国都有大医院对口帮扶,原卫生部也曾开展万名医师支援农村卫生工作等专项活动。医联体也不是凭空设想出来的,怎么样把对口帮扶组织化、制度化,医联体就应运而生,它是从组织制度层次去系统地解决帮扶的问题。

2017年,国务院办公厅印发《关于推进医疗联合体建设和发展的指导意见》(国办发〔2017〕32号,以下简称"32号文")出台后,笔者多次进行解读。要理解这个文件精神,简单概括就是几个字,一是"下",二是"升",三是"上下贯通",把这几个字理解清楚了,文件的精髓就掌握了。

"下",就是要促进医疗卫生工作重点下移和资源下沉。笔者跟踪了一些做得比较不错的地方,可以概括为三甲医院开始往下使劲,千方百计把工作的注意力、工作的关注点转移到基层,千方百计把专家资源逐级往下沉。

"升",大医院把专家派下去干什么?这个事很关键,有人理解,专家下派到基层坐诊,将患者虹吸上来就可以了。按照有些地方的话叫扫大街,专家到下面去拉患者,这个是不对的。专家下去干什么?多种形式的优质资源下沉,目的是帮助基层提升医疗服务能力,这个是判别专家下基层目的是真正的帮助,还是以帮助之名,行虹吸之实最重要的标准。

除此之外,还有一条也非常重要,就是"上下贯通",双向转诊,真正发挥医联体(含医共体,下同)的功能,这也是医联体是否能真正地运转起来,是否做实的一个很重要的标志。为什么一定强调双向转诊呢?

是因为在分级诊疗之前,向上转诊,也是非常普遍的。为什么要搞分级诊疗,就是让大医院能向下转诊。现在建了医联体,有的地方还只是能够完成向上转诊,方便快捷,这远远不够,关键是上下贯通。很多地区只做到了向上转诊通畅,而向下转诊并不通畅。

掌握了以上三点,按照32号文的精神,政府要负责布局,医联体建设要坚持公益方向,要充分发挥医联体的组织集约优势,做到"防、治、康、护"相衔接、相结合,发挥"1+1>2"的作用,提供有效的连续性的医疗服务。

关于医联体的具体形式,32号文中提及了这么几个。一是在城市组建医疗集团,由三级公立医院或者业务能力较强的医院牵头,联合社区卫生服务机构、护理院、专业康复机构等,形成资源共享、分工协作的管理模式。二是在县域主要组建医疗共同体,重点探索以县级医院为龙头、乡镇卫生院为枢纽、村卫生室为基础的县乡一体化管理,与乡村一体化管理有效衔接。三是对一些专科疾病发挥专科医疗资源的优势,可以组建跨区域的专科联盟。四是在边远贫困地区发展远程医疗协作网。

这四种形式,在2017年初能够提出来,也是在当时条件下,认为最有代表性、最可取的。随着时间的推移,前三种形式依然成立,但远程医疗协作网现在发展得很迅速,几乎每个类型的医联体都离不开远程医疗协作,所以它不是独立存在的。同时,实践中不断产生新的类型、新的形式,这也是32号文允许的。"尊重基层首创精神,探索分区域、分层次组建多种形式的医联体"。只要是有利于分级诊疗,符合"下""升""上下贯通"这三个要点,都应该予以承认、肯定和鼓励。

在医联体的政策框架要点设计完成之后,就要看政策落实的情况。根据几年来对医联体建设的跟踪研究,医联体建设大致分为四个阶段:

　　第一阶段：初创阶段，从无到有建立医联体；第二阶段：规范阶段，医联体开始建立章程制度，对医疗机构的运行进行规范；第三阶段：标准化建设阶段，建立质量管理服务等方面的标准，对医联体成员单位进行标准化管理；第四阶段：精细化管理阶段，突出特点是标准化、智能化和绩效化相结合，后文将对此作出具体解释。

　　根据这四个阶段划分，现在大部分的医联体还处于第一阶段和第二阶段，为什么现在大部分处都于初始或者正在规范阶段呢？因为事实上医联体建设还是遇到了一些问题。第一，紧密型医联体建设，目前高度依赖地方一把手的推动，需要党委政府一把手亲自主持，亲自操盘，否则难以撼动利益格局，很难做成。第二，松散型医联体突出的特点，也是大家公认的，联体不联心，热衷于挂牌，并没有真正地联在一起，大医院的动机在于虹吸患者，而不是下沉优质医疗资源。第三，已经组建的医联体各成员单位之间缺乏激励约束和利益分配机制，难以实现利益共享、优势互补、优质高效运行和共同发展。第四，很多地方医联体缺乏配套政策支持，比如医保的付费、医联体内部的药品供应、医联体内部的医生多点执业、规范化培训的认可，甚至一些内部药品制剂的使用等，这些配套政策缺乏。虽然已经成立医联体，但是很多监管部门还是将其看成若干个单体医疗机构来对待，上下转诊、上下贯通存在着诸多政策障碍，这是普遍存在的问题。

　　医联体存在的问题实质上是一种规律性反映，学术上，可以用外部性理论和公共产品理论解释。为什么会存在这个问题？他们是不理解政策吗？不是，主要是受条件制约。外部性理论指的是成本外溢或利益外溢。指在一定的范围，一定层面的工作，对另外一个单元产生了成本或者是收益，实际上这就是关联影响。这种关联影响无处不在，打个比方，小区周围如果是酒厂，你可能闻到的是酒香；如果是醋厂，你可能闻到的是醋味;如果是农药厂,你可能闻到的是刺鼻的农药味。当然这几种不同的味道会对你身体有不同影响的,这就是外部性。公共产品理论,一般认为地方性公共产品包括基础设施、地方社会服务(包括基础教育、医疗卫生、社会保障、气象预报和消防等)、文化与传播媒介等。

医联体提供的医疗服务,可以看作是地方性公共产品,根据外部性理论和公共产品理论。医联体之所以难以做实,原因在于:第一,地区间分税制财政体制的影响。地区间,不同隶属关系间,各个医院在财政上分灶吃饭,大家不愿意给其他地区或不同机构无偿投入;第二,医疗机构自负盈亏,所以它不得不首先考虑自己的利益;第三,财政补助和转移支付相对滞后,无法对医联体及时补助。在这种情况下,由于利益外溢规律起作用,大家不愿意把自己的优质资源通过外溢的方式,无偿支持到另外一个并不隶属,也不在同一个财政拨款体制内的医疗机构。加之配套的补救和矫正对策未跟上,导致大部分医联体没做实。只有在同一个财政拨款单元和行政隶属内的医联体,才能做实。在县域医联体内,县级医疗机构是公益二类事业单位,财政定向或定额补助,自负盈亏,乡镇卫生院/社区卫生服务中心则是公益一类事业单位,财政全额拨款,收支两条线,同一医共体内两种体制并存,内部很难激活和上下贯通,外部政策成为制约当前医联体发展的瓶颈,需要去研究破解。

第二节　医联体改革构成:
外部治理和内部管理

我国的医联体发展已成燎原之势,各地纷纷建立各种类型的医联体。按照 32 号文要求,到 2020 年,也就是到明年,所有二级公立医院和政府办基层医疗卫生机构全部参与医联体。在这一背景下,是否建立医联体已不需要再谈论,研究重点应在于如何将医联体建立起来,如何充分发挥医联体的实际作用。不得不承认,各地有各地的情况,无法用一种模式解决所有问题,这一点笔者也承认。但医联体建设有规律可循,找到规律问题就可以迎刃而解。什么规律呢?借此机会,先看一下国际上其他国家医联体是怎么建的,设计理念是什么,基本规律是什么。

英国的信托基金医疗集团(Foundation Trusts,FTs),实际上就相当于国内的医联体。FTs 的设计初衷是让医疗机构横向之间组团竞争。20 世纪 70 年代以来,英国首相撒切尔夫人开始在医疗领域推行"内部市场"改革。最初成立了医疗集团(NHS Trusts),2002 年开始,英国逐渐将 NHS Trusts 改造为拥有更多财务和战略决策自主权的FTs,进一步授权,赋予了 FTs 资源调配权和人事支配权,这是个延续过程。

这一系列变革措施的初衷是什么?就是鼓励医疗机构之间相互竞争。虽然医疗机构都是公立的,但是通过竞争,实现优胜劣汰。什么叫优胜?就是建立了准入退出机制,对于管理经营得好的,FTs 就能持续;反之,做得差的,不但领导人要被免职,FTs 也要被兼并整合。设计目的就在于让医疗机构高效利用资源,高效提供服务。一系列制度设计为 FTs 提供了一个竞争的外部环境,从而达到激励的效果。

FTs 在实际运作中,正是由于政府部门的充分授权,FTs 得以实现人财物的资源调配。同时,FTs 的组织性质为公共利益法人(public benefit corporations)。这一点借鉴了社会治理的理念,通过多方参与,实现地区自治。此外,相关政府部门、准政府公共机构和社会组织成立的众多管理和监管机构,保障了 FTs 的运转符合政府目标和公众利益。

从结果上看,FTs 的竞争是有效的。官方数据显示,FTs 的数量是不断变化的,FTs 能成立也能撤销。FTs 的分分合合、增增减减,恰恰说明竞争机制是一直在起作用,实现了动态管理。这个"游戏规则"不是摆设,是真正的竞争平台,合作平台。

美国有两类机构和国内的医联体有相似之处,一类叫做整合式的医疗体系(Integrated Care Systems),一类叫做责任制医疗组织(Accountable Care Organizations,ACOs)。

整合式的医疗体系既有纵向整合,又有横向整合。纵向整合主要是以大医院为基础的整合式医疗体系(Large Hospital-based Integrated Care Systems),它以为患者提供整合式服务为目的,同时充分发挥了整合式医疗体系分工协作、取长补短的优势。这里涉及整合的理念,首先,借鉴治理的思路,由一些大医院牵头。整合式的医疗体系又可以分为自发整合和政府支持整合两种类型。

在美国,有的大医院是非公立非营利的,在政策法规范围之内,主动牵头组建整合式医疗体系,这实际上是用治理理念来进行内部机制的设计。再比如,有些整合是财务方面的整合,有的是临床和服务方面的整合,整合目标就是要持续地提升医疗质量。这种整合,实际上可以看作是竞争的产物。竞争过程中,各单体医疗机构认为需要多几个帮手,需要多几个出口,在平等、自愿的基础上,基于同一发展目标和共同诉求,自发结合在一起。

政府支持的整合,主要是将能够为社区提供服务的医疗机构整合在一起,将医疗资源整合到社区,以便基层医疗卫生机构有能力提供服务。

责任制医疗组织是美国自从总统奥巴马医改方案实施以来兴起的一种医疗服务组织形式,由医生、医院和其他医疗保健提供者组成,自愿为其所服务的患者提供整合型高质量的医疗服务。它和传统医疗服务提供组织相比,有何区别?

首先要提及美国的健康维护组织(Health Maintenance Organization,HMO)。HMO是美国20世纪70年代形成的管理保健组织,其设计初衷是想通过保险财务与医疗服务的整合,来控制医疗费用上涨过快。HMO实行双向控费,一方面,HMO是医疗服务提供单位和保险公司的结合体,居民只有在HMO系统内的医院就医,才能获得保险公司的报销,且报销比例与居民购买的保险等级相对应。一旦居民超出HMO的组织网络就诊,就诊费用就不能报销。另一方面,HMO与医疗机构签订协议,以预付制形式,结合签约居民的风险因子,将固定金额的医疗费用拨付给医疗机构,可以说是"总额管理,超支不补,结余留用"。HMO在运行过程中,弊端逐渐凸显,比如,限制参保人就医选择权、推诿疑难重症患者等。

责任制医疗组织相对于HMO,更加人性化。首先,组织内的医生必须要向其服务范围内患者负责,同时要控制医疗费用;其次,ACO的患者可以自由选择医疗服务提供者。这样一来,压力转嫁给了医疗服务提供方,而不是患者,就更容易被患者接受。那医疗服务提供方的动力何在? 动力在于服务提供方要通过健康促进、疾病预防、改善服务效率等手段控制费用。

责任制医疗组织在发展过程中,逐渐形成3种类型。一类叫Medicare共享节余项目(medicare shared savings program,MSSP),相对比较简单,主要在于共享结余,类似于国内的"打包付费、超额分担、结余留用"。第二类叫预付款ACO,是在MSSP基础上,对其中特定参与者的补充性激励项目,既可以共享结余,也需要共担损失。第三类叫先锋ACO,其突出特点是在达到一定标准的情况下,先锋ACO

可以转变为以人口为基础的支付模型,即按每个受益人每月支付的金额付款,取代 ACO 的部分或全部按项目支付方式。通俗来说,先锋 ACO 在发展态势良好的情况下,美国政府允许其享受更加精准的基础数据和治疗效果的收益。

三种类型的责任制医疗组织,基于所处的市场环境、自身条件和实力,资源整合的方式不同,起步的难易程度不同,精细化程度不同。实质上是在同一个平台上实行不同档次、不同精细化程度的支付方式。

英国和美国类似医联体的组织,为我国提供了良好的经验:

第一,向竞争要效益。英国 FTs 的组建,主要基于它的竞争性,没有竞争性,就很容易形成垄断。国内医联体现在多是纵向整合,需特别注意的就是防止它产生虹吸动力,让医联体由过去的向上虹吸患者转为调头向下转诊患者,下沉优质医疗资源,这是我国医联体建设成败的关键。

第二,不同类型、不同层级医疗机构的优势互补,能产生规模效益。无论是美国的整合式医疗体系,还是责任制医疗组织,显而易见的是,不同层级机构之间实现了优势互补、信息共享,这种“抱团取暖”产生了规模效益。同时,还有管理模式的创新,将健康促进与预防治疗相结合,产生了经济效益和社会效益。这说明,未来我国医联体去做深度挖掘理论或实践上的实施措施,都是具有可能性的。

我国医联体建设的主要问题是如何将其纳入良性发展轨道,很多地方想建立医联体,但不知道怎么建。笔者认为,要做好医联体,无非就是做两件事。

第一,医联体外部治理架构设计上要做些什么呢? 即政府有关部门要充分授权,提供配套支持政策,这是建立紧密型医联体的前提。什么叫充分授权? 比如,医联体的人财物,如果政府部门没有授予医联体管理权限,那么紧密型医联体就无从谈起。什么叫配套政策?包含医保、医药、多点执业等相关配套政策,没有这些配套政策,医联体就缺少一环,也运转不起来,整体效果也难以发挥。充分授权和配套支持政策,从根源上说,就是政府有关部门想不想、舍得不舍得、愿意不愿意真正地配套支持。这方面,部分地区做得比较好,就是根据医联体建设发展的需要,出台政策,明确各自的职责权限清单,厘清政府部门与医联体的关系、医联体同内部成员单位的关系。将这些行成制度化、规范化的安排,再让医联体建立比较完善的内部治理体系。

第二,医联体的内部管理也非常重要。笔者跟踪调研了解到,一些试点地区,政府下了很大决心,也授予了一定的权限,但医联体内部管理机制没有建立或建立不起来,原因何在?过去往往由单体医院的院长牵头做医联体的负责人,他在单体医疗机构管理方面有比较丰富的经验,自身能力往往也很不错,但他对医联体的管理沿用了单体医院的管理思路。调研中,见得最多的就是医联体负责人将各成员单位负责人召集起来,经常性开会,甚至定期合署办公。在他看来,这就代表医联体建立了,这不是长久之计,也不是医联体应有的内部管理机制。

医联体的内部管理机制创新势在必行。近期,笔者在一些政府部门已经授权建立医联体,但内部管理机制还没有完全建立的地方开始了试点。具体做法是"十字改革""井字改革""网字改革"。"十字改革"即上下贯通,同时,在医联体成员单位之间,横向要合作。"井字改革"就是在"十字改革"的基础上,一定要有医联体的绩效跟进,包括横向的和纵向的。只要对医联体发展和管理服务提升有意义的工作,都要纳入绩效考核,这样医联体才能持续发展。"网字改革",即内部管理的最终目标是互相连通。现在很多地方的医联体是多对一,即各成员单位都和核心龙头医院联系,但各成员单位之间基本没有横向联系,这是一个比较奇特的现象。笔者认为,未来医联体发展的目标还是网状结构。"网字改革"就是让医联体内各成员单位间横向互动,这样医联体才是真正一体化的。

借用一位医联体负责人的一句话,医联体现在的状态是什么?现在是水在盆里,面也在盆里,但只是放在一个盆里,就是没有揉在一起。形象地说,怎么把水和面揉在一起,就是下一阶段医联体建设要抓紧去破解的问题。

第三节　医联体精细化管理与标化绩效

医联体政策文件下发后,对医联体的发展态势以及存在的主要问题,有关部门及其决策层是十分清楚的。医联体确实是一个新生事物,如何去推动医联体健康发展,完成使命定位,这是迫切需要解决的问题。实际上早在2015年,70号文出台时就提出了对分级诊疗试点工作考核评价标准,包括量化指标9项,定性指标1项,详见表5-1。

表5-1　到2017年分级诊疗试点工作应达到的标准

量化指标(9项)	1. 基层医疗卫生机构建设达标率≥95%,基层医疗卫生机构诊疗量占总诊疗量比例≥65%
	2. 试点地区30万以上人口的县至少拥有一所二级甲等综合医院和一所二级甲等中医医院,县域内就诊率提高到90%左右,基本实现大病不出县
	3. 每万名城市居民拥有2名以上全科医生,每个乡镇卫生院拥有1名以上全科医生,城市全科医生签约服务覆盖率≥30%
	4. 居民2周患病首选基层医疗卫生机构的比例≥70%
	5. 远程医疗服务覆盖试点地区50%以上的县(市、区)

续表

	6. 整合现有医疗卫生信息系统,完善分级诊疗信息管理功能,基本覆盖全部二、三级医院和80%以上的乡镇卫生院和社区卫生服务中心
	7. 由二、三级医院向基层医疗卫生机构、慢性病医疗机构转诊的人数年增长率在10%以上
	8. 试点地区城市高血压、糖尿病患者规范化诊疗和管理率达到40%以上
	9. 提供中医药服务的社区卫生服务中心、乡镇卫生院、社区卫生服务站、村卫生室占同类机构之比分别达到100%、100%、85%、70%,基层医疗卫生机构中医诊疗量占同类机构诊疗总量比例≥30%
定性指标(1项)	全部社区卫生服务中心、乡镇卫生院与二、三级医院建立稳定的技术帮扶和分工协作关系

资料来源:2015年,国办发70号文关于推进分级诊疗制度建设的指导意见。

2017年,32号文出台,2018年,国家卫生健康委员会和国家中医药管理局联合下发《关于印发医疗联合体综合绩效考核工作方案(试行)的通知》(国卫医发〔2018〕26号)。方案进一步细化了医联体的综合考核指标体系,分行政部门的考核指标体系(定量指标20项,定性指标19项)、医联体的绩效考核指标(定量指标22项,定性指标15项)以及医联体综合绩效考核自评报告。

由此可见,国家已经明确提出,构建分级诊疗建设的考核指标体系,方向无疑是正确的,这项工作也是必须要完成的。实施中,考核指标的落地还存在一些难点,主要有:

第一,医联体内部优质医疗资源供需间的矛盾及平衡。大部分医联体有一个核心龙头医院,一般具备优质的医疗资源,除此之外,多是一些需要帮助的、技术力量相对薄弱的成员单位,客观上构成"一对多"

的格局。核心龙头医院身兼比较艰巨的疑难重症治疗任务,往往顾此失彼、捉襟见肘。此外,医联体内不同成员单位的学科基础不同、发展定位不同,差异性明显。因此,绩效考核指标体系既不能一刀切,又要有针对性,对优质医疗资源下沉进行宏观的管理和调控,这也是一个新问题。

第二,医联体建设过程中,根据新的工作需要,有很多新的管理服务技术支持项目,都不在原有的收费项目之列,尤其对紧密医联体来说,少则数十项,多则上百项。这些工作耗费了大量的人力物力,但是它是非收费项目,如何评价、衡量工作量及其价值,这是一个难题。再者,多数医联体对开展工作尚缺乏统一的调控管理工作记录,不论是对量的记录,还是对质的记录,对接受优质医疗资源单位的反馈往往缺乏了解。笔者曾在调研中发现,医联体成员单位下基层的情况,作为医联体管理层也不掌握,只是事后统计才了解,说明管理层平时没有对这么多科室、众多专家的工作进行统计与管理。

第三,对开展得好、开展多的优质医疗资源下沉和帮扶活动的激励,缺乏科学的依据和标准。有的地方只能实行专项补贴,统一标准。比如,专家下基层,300 元一天或 500 元一天,不考虑下基层的专家实际做了什么,贡献了多少。这种激励方式,作为过渡性措施可以,长此以往,缺乏可持续性,既不科学,也不合理。

第四,缺乏对双向转诊的跟踪记录以及对转诊活动质量、响应速度的分析评价。这就使得双向转诊的实际情况难以掌握,转诊的质量无从考证,缺乏对后续采取有针对性干预措施的依据。比如,我们只看到有向上转诊的,但转诊的是不是该转?上转以后经过治疗达到标准的是不是下转了?下转以后,是不是妥善处理了?类似很多情况缺乏记录,没办法跟踪。最后,双向转诊的治疗效果,包括患者满意度等等,也无从考察。

第五，医联体的外部考核和单体医疗机构的内部绩效如何打通，这也是关键问题。一方面，要鼓励医联体做事，但医联体内部成员单位又有各自不同的绩效考核方案。这使得医联体的外部考核和成员单位自身的考核，指标构成不同、指标不互认，指标指向不同，很多工作难以评价。医联体内，不同类型成员单位，以及同类型成员单位间，究竟谁做得更好，实际上无法实施考评。

因此，现在迫切需要找到一个新的管理工具，改变传统的考评方式，打通医联体的外部考核和内部考核，打通医联体非收费项目和收费项目，打通医联体临床项目和管理服务项目。

为了提供解决问题的办法和思路，笔者最近三年来，反复研究，组织开了几次专题研讨会，与有关部门和地方试点单位共同研究后，率先提出了标化绩效管理的概念。所谓的标化绩效管理，是指通过医联体内部的收费和非收费项目，以及成员单位之间提供的服务项目进行比价关系的标化，再结合医联体的发展目标，制定相应的绩效方案，进而实现管理的精细化。标化主要包括术语、具体内涵、操作流程、价值测量、绩效考核等，是一系列的动作。

讲到标化，还要解释它的理论来源是什么，参考借鉴的是什么。理论来源方面，研究了管理学科中大师的经验，引申在医疗领域加以应用，提出来标化绩效的概念。首先是科学管理之父，弗雷德里克·温斯洛·泰勒(F.W.Taylor)。19世纪末20世纪初，在工业化大生产过程中，他提出来科学管理的思想。为了提高劳动效率，他强调工作步骤和工作方法的标准化、定量化、规范化。这一成果广泛地应用到产业革命当中，对标准化的继承和推广应用起到了思想理论基础的作用。今天无处不在的电子产品、机电产品，无不是标准化的产物。难以想象没有标准化,这些产品如何能够生产出来。在全球化市场的今天,标准化是最基础的平台,没有这个平台,很多工作就无法继承。

再一个是管理学大师爱德华兹·戴明(W. Edwards. Deming)。他提出了全面质量管理,其核心思想是以顾客为中心、决策层重视、全员参与,关注产品生产质量管理的全过程,以数据为基础持续改进质量,概括起来就是以数据为基础,持续改进。全面质量管理对我们的启发又是什么呢?那就是在医疗领域,要强调对医疗质量的全面管理。现在国内缺乏的恰恰是对医疗质量进行管理。也就是说,对临床各种要求,有很多质量指标,要求按照质量标准进行,而管理者自身恰恰缺乏这些管理标准的意识,这是现在医疗领域里的通病、短板,也是医联体建设中的致命伤。在单体医院的全面质量管理中,这个问题不那么明显,而在多个成员单位组成的医联体中,这种管理的质量及其带来的影响和效果就会几何倍数地放大。如果质量上不去,完全靠行政手段去推动,医联体建设就很难持续。从管理学经验来说,一定要走标准化的全面质量管理之路。

在理论的基础上,本书提供了思想,同时还提供了现实案例及其与之相适的管理工具,为大家参考。在医疗领域,大家熟知的两个管理工具,也为标化绩效管理提供了借鉴。一是疾病诊断相关分组(diagnosis related groups,DRGs)。20 世纪 70 年代,耶鲁大学卫生研究中心开发团队,之所以研究 DRGs,是鉴于当时的背景。不合理的医疗服务急剧增长,导致医疗费用快速上涨,但是医疗质量并没有显著提升。在这种情况下,迫切需要寻找一种科学的管理工具,能够根据患者的实际病情需要,合理设置,给予医务人员合理的报酬。DRGs 正是在这种背景下开发的。其解决思路是,根据疾病诊断、治疗方式、并发症、合并症、疾病的严重程度、年龄因素、个体疾病的因素、医疗机构的因素、地区消费水平的因素等,给出一种具体疾病的支付标准。DRGs 最终用到了医保支付,确定对住院患者的收费标准。这个案例说明什么?即便疾病如此复杂,分组如此困难,实际上也是可以做到的。

再列举一个鲜明的例子,以资源为基础的相对价值比率(resource based relative value scale,RBRVS),产生于 20 世纪七八十年代,是由哈佛大学萧庆伦教授团队研究开发的。为什么他们要做这项工作呢?是因为当时美国对医师费用沿用现行合理原则。实际上,医务人员之间的薪酬分配严重不公,苦乐不均,特别在不同学科,以及在同专业毕业之后从事不同但相近学科工作的医务人员间,实际报酬差距巨大。比如,同样是外科毕业的执业医生,从事眼科的、心外科的、骨科的和普外科的,收入差距非常之大。这就导致了对医生的费用支付和收费标准逐渐背离了实际价值,疑难重症患者被推诿。所以要寻求一种科学的支付方式,解决思路是什么?通过比较不同学科医务人员在服务过程中投入的各种资源、成本,来估算每项服务的相对价值,然后再把相对价值转变为货币,计算出该项服务的医师费,实际上是对市场价格的一种校正。RBRVS 主要应用在医务人员收费,现在国内也广泛应用于医保支付或绩效管理。

了解这两个管理工具之后,可以很清楚地看到,我国 2017 年提出"分级诊疗制度的重要抓手之一是医联体建设",客观上就像前面提到的,医联体建设中出现了大量的问题,这些问题实际上是呼吁管理的创新。如果没有管理的创新,即使从体制上建立了紧密型医联体,医联体内部关系也很难理顺,更何况还有大量的松散型医联体。医联体内部协作关系是很难建立的,所以客观上要求有种方法能解决成员单位之间的实际投入、付出和贡献,真正能够核算成员单位的贡献量及价值量。

为了呼应和解决国家提出来的对医联体的考核,将定性指标和定量指标进行标化,使得这些指标可以计算,可以横向比较,可以作为奖惩依据用于绩效分配。同时,还可用于资源配置的结构调整和宏观管理,对打通医联体外部绩效考核和内部绩效考核,为医联体所有工作都有量化依据提供了可能。

第一,对项目的概念和内涵进行界定。很多人认为没有遇到过这个情况,实际上一解释,大家就会马上注意到,这个问题是非常重要且普遍存在的。比如,在医联体内做培训,召开各种工作会议。这样简单的事情,过去却没有一个基本的概念,什么样的会叫培训会?什么规模的会才叫培训会?什么样的会叫工作会?这是很大的问题。两三个人碰头叫不叫培训会? 20 个人学习叫不叫培训会?每个地方的标准肯定是不一样的,如果连基本的概念都不清楚,那未来也没法统计和分析,更谈不上绩效。再比如,进修学习,各地都会讲进修学习,实际上进修学习的层级差异非常大。有 3 个月、6 个月这样短期的,有一年、两年长期的,有国内的,也有国外的,有在二级医院进修学习的,也有在三级医院进修学习的,还有在顶级医院进修学习的。同样是进修学习,进修难度、技术含量、进修人员的付出,完全不是一个量级的。如果对这些基本概念没有清晰地界定,后面的管理就无从谈起。又比如,科普宣传,各地都十分注重对于分级诊疗、医联体还有健康促进的科普宣传,鼓励医务人员开展宣传工作,但科普宣传怎么界定?医院门口 LED 屏上打出来一则标语,这叫宣传;在一个市级电视台或广播做一个专题节目,这也叫宣传;当然,在国家级,乃至国际级会议上,或者是一些专题节目上进行推广,那也叫宣传。显然这些不同等级的宣传,在投入时间、创造的社会经济效益等方面,差异非常大。所以,必须确定科普宣传有多少形式,每个形式具体内涵是什么。

第二,在确定了概念和内涵之后,要研究项目的真实价值。这就是当前分级诊疗中双向转诊的重点和难点。比如,普遍存在的向上转诊多,向下转诊少,原因何在? 调研发现,真正完成一个高质量患者的向下转诊,医生需投入大量的时间,这个时间相当于他接诊几个患者的时间。在目前的情况下,医生的工作意愿是以接诊患者为基本单元的,他向下转诊的患者质量再高、数量再多,没有纳入绩效考核,没有人衡量他转诊的价值。所以,医生愿意管患者,不愿意往下转患者,也可以理解,恰恰说明目前的管理是滞后的。面对这些情况,不能简单地指责医生,而是要改进现有的管理制度,让他们愿意干,干了不吃亏。现行体制机制下,对医疗之外大量的管理工作,比如双向转诊,并没有设定专门的收费项目,给医生合理的报酬。这是管理的缺失,确实应该核定真实的价值,使大量非收费管理项目的价值得到应有的体现。

第三,执行者的价值。除了项目自身的价值,还有执行的价值。比如,同样做一台手术、一次查房、一次带教,医生自身的职级不同、职称不同、业务能力不同,理应有不同的价值认定。否则容易导致年轻医生愿意做,高年资医生不愿意做,这也影响整个工作进展。

第四,明确组合服务的内容。在医联体建设,特别是双向转诊过程中,有很多新的工作内容,有的是医疗 + 服务,有的是医疗 + 管理。比如优质医疗资源下沉,专家下基层带教,更是带团队、带学科。这不单是医疗问题,还涉及很多管理问题,专家要为管理付出很多。再比如,远程医疗,不仅是一个诊疗问题,它还涉及很多服务问题,事前、事中、事后大量的服务。因此,要搞清楚哪些是医疗,哪些是医疗 + 服务,哪些是医疗 + 管理。明确组合服务的内容后,制定一个标准来衡量,才使得问题能够按照管理学的基本原则,进行标准化、跟踪、统计、分析和反馈,直到可以完成整个绩效,实现闭环管理和持续改进。

只有解决了这些问题，医联体的精细化管理才能上一个新的台阶。在标化绩效管理理论以及管理工具提出之后，笔者在国内几个地方开展了城市医联体、专科医联体，还有县域医共体标化绩效试点。笔者坚信，通过一段时间的试点，会探索出一套基于我国国情的、适合医联体医共体发展的标化绩效管理模式，为国家落实医联体绩效管理，提出破解之道和强有力的学术支持。同时，也让医联体能真正健康发展，功能充分发挥。在此基础上，让不同层级的医疗机构，不同所有制的医疗机构，都能够在一个标化管理平台上，共同参与，共同发展，这也是下一阶段的奋斗目标。

学术印记

2009年，笔者于《经济社会体制比较》发表《中国社会医疗保险统筹层次提升的模式选择——基于国际经验借鉴的视角》，提出了提高统筹层次的"两代模式"的观点：第一代提高统筹层次的模式为"单纯统收统支"；第二代提高统筹层次的模式是"基于风险管理与评估进行统收统支"，结合中国国情，文章提出我国应该选择第二代提高统筹层次模式的政策建议。

2014年，笔者于《中国医疗保险》发表《参保人员异地就医影响因素分析—兼谈有序就医的对策》，以广州、上海、盐城三个城市五家医院的参保患者为对象，开展问卷调查，从有无异地就医经历、户籍类型及收入水平三个角度对影响不同人群就医选择的因素进行对比分析，发现医疗技术水平最受关注，就医成本并不受优先关注。

2014年，笔者于《中国医院院长》发表《医保异地就医即时结算五大模式》，认为交换平台模式是异地就医管理和服务相对比较彻底的解决模式，随着异地就医结算的发展，委托代理、办事处等模式将会慢慢淡出。

2015年，笔者于《中国社会保障》发表《医保个人账户亟需结构调整》，认为职工基本医保个人账户应遵从社会福利政策调整的基本规律，面对新的社会经济发展形势，既不能维持不变，也不宜简单取消,医保个人账户的功能定位和管理使用亟需进行结构性调整。

相关课题:

2013 年,人社部委托笔者项目《异地就医管理和服务问题及对策研究》,对异地就医问题进行深入研究。

| 第六章 |

医疗保障新格局与新探索

医保可以说是居民与患者最关心的一个议题,是"十二五"和"十三五"医改规划一脉相承的重点改革领域,医保在医改中扮演着重要的角色,关乎居民就医的切身利益。在"十二五"和"十三五"完成了我国居民医保全覆盖的情况下,未来如何对医保管理体制进行深化改革,如何在完成广覆盖的情况下,建立关切每个人利益的新机制,如何对医保实现精细化管理,本章将给出答案。

第一节　医保管理体制新构架

2009年以来,随着新医改的持续推进,我国医疗保障制度不断发展和完善。我国用较短时间建立起了世界上规模最大的基本医疗保障网。截至2018年末,三项基本医保参保人数超过13.5亿人,覆盖率达到 95% 以上,基本医保基金收入 2.1 万亿元、支出近 1.8 万亿元,累计结存 2.3 万亿元。保障水平不断提高,居民医保政策范围内住院费用报销比例达到 70% 左右,职工医保报销比例达到 80% 以上。

2018 年,党的十九届三中全会通过了国务院机构改革方案,国家医疗保障局正式成立,这是我国医保管理体制的重大改革,医保改革实际上也是大部制改革的重要组成部分,所以要理解医保改革的取向,就要回顾一下我国大部制改革的历史。

在计划经济时期,因为中央高度集中管理的需要,特别是对很多经济部门的细分,在改革开放之初,国务院的部门最多达到了 100 个,虽然在行业管理上做得比较细,但是部门太多,沟通协调和统筹安排方面势必有很大难度。所以改革开放之后,每轮机构改革基本上都是只减不增的,比如说 1982 年国务院组成部门由 100 个减到 61 个,1988 年又从 45 个减到 41 个,直到 2013 年国务院组成部门变成了 25 个。当然,部门的数量变化只是一项指标,工作目标是要理顺部门职责关系,实现政府职能的转变。

本次大部制改革的目标就是要理顺部门之间的权责关系,形成决策权、执行权、监督权,既相互协调又相互制约的权责体系。健全部门间协调机制,建立合作型政府,全面提高行政效能,降低行政成本,来切实触及部门利益,改变行政资源格局,最终目标是促进现代市场经济体制的建立和现代社会治理格局的形成。应该说这轮改革有几大特点:第一,按照党的十九大提出来的治国方略,体现了人类命运共同体的全球担当;第二,要防范系统性风险;第三,满足人民群众美好生活需要;第四助推高质量发展。在新组建的部门当中,关于满足人民群众美好生活需求,涉及新组建的国家生态环境部、国家卫生健康委员会、文化和旅游部以及国家医疗保障局,这也是新时代治国方略在机构调整方面的具体体现。

这次国务院机构改革中涉及卫生健康的有三个主要部门：第一，是将原国家卫生和计划生育委员会、国务院深化医改领导小组办公室、全国老龄工作委员会办公室以及其他相关部门的相关职能进行整合，组建国家卫生健康委员会。第二是将人力资源和社会保障部、原国家卫生和计划生育委员会、国家发展改革委员会以及民政部等相关的医疗保障职责整合，组建了国家医疗保障局作为国务院的直属机构。第三，组建国家药品监督管理局，由国家市场监督管理总局管理，不再保留国家食品药品监督管理总局。

这都有一定的关联性，但是要重点分析组建国家医疗保障局有何深意。第一，加强险种、项目之间的衔接，集中管理过去分在各部委当中的医疗保障项目，为提高管理效率、减少管理环节提供了可能。第二，为医疗保险和医疗救助进一步融合创造了条件。第三，将药品和医疗服务价格管理整合，大大增加了购买方的谈判能力，将有力推动医疗机构以及药品产业的改革和发展。第四，国家医疗保障局的运行管理方式未来将影响到医改的整体走向，因为医保是三医联动的重要组成部分。所以，这项改革实际上拉开了新格局，从组织框架上起到了奠定格局的作用。

为什么先来就回顾大部制改革的历程以及医疗保障局组建的深意呢？因为医疗保障局的定位以及发展方向应该从满足人民群众美好生活的需要出发，担当助推医疗机构药品生产流通改革的职能，才能够顺利实现既定的设计目标。

国家医疗保障局成立后，确实不负众望，开拓性地开展了一系列重要工作。第一，从防范风险角度出发，开始打击欺诈骗保的工作。第二，开展药品招标采购，开展"4+7"试点，在此基础上又进一步扩大试点。

第三,进一步深化药品和耗材的联动,出台了政策文件,推动取消耗材加成。第四,在服务方面进一步强化异地就医的管理服务。第五,在提升满意度方面,大病保障待遇的提升,以及高血压、糖尿病用药纳入门诊报销,以及在招标采购过程中又进行了抗癌药的谈判和降价工作,这些都起到了非常明显的效果。同时也应该看到,因为医疗保障局成立时间尚短,未来建立医保运行新机制,任重而道远,如何在新的起点实现新的跨越,新的战略目标,还需要进一步努力开拓进取。

第二节　探索医保新机制

医保新机制的建立,不管是党的十八大,还是最新出台的《关于以药品集中采购和使用为突破口进一步深化医药卫生体制改革的若干政策措施》(国医改发〔2019〕3 号文),强调的还是医疗、医保、医药"三医联动"。医保在新格局之下,如何在三医联动方面建立新机制,发挥新作用,这又成为摆在面前的重要课题。

"三医联动"是既定目标,关键是如何在新的形势下,找到三医联动的结合点、共赢点以及具体突破口,这是当务之急。笔者认为做好"三医联动"有以下几个方面工作需要研究解决:

第一,如何实现从"管钱"到"管服务"的转变。社会医疗保险制度诞生于德国,已经存在了一百多年,是从行会组织发展过来的,初衷就是一个风险共担的问题。但是随着时间的推移,大家也慢慢感受到医保有自身规律,即同其他的社会保险,特别是与养老保险相比,最大的不同就是:养老保险是财务安排,如果能够给退休人员及时并足额支付退休金,基本上就没有太大的问题;但是对于医疗保险,基金安全是第一位的,如果仅仅能够报销费用是远远不够的,因为最终居民还是要享受到应有的医疗服务。过去,很多人对这一明显差别认识不足,但是新医改以来,特别是实现异地就医及时结算之后,这个问题就慢慢凸现出来,即便事后可以报销,但是如果不能及时结算,还是需要垫付,显然参保人员是不满意的。从工作角度来说,肯定也是做得不到位的,所以从"管钱"到"管服务"的转变势在必行。目前,要实现这一转变,还缺乏成熟的经验、足够的人力、成熟的模式,这是改革的制约因素。探索实现由"管钱"到"管服务"的转变,首先还是要从观念入手,在健康中国战略的背景下,新时期国家卫生健康工作方略都明确提出要"管健康",如果仅仅是管到"钱",离目标还是有一定距离的。所以之后在医保相关领域,医保链条当中的服务要纳入整个工作的视野。其次,结合医疗服务的特点进行管理。因为医疗服务行业有严重的信息不对称、不完全竞争、很强的外部性,并且与老百姓切身利益相关。在开展这些工作的时候,恐怕还是要规划先行,按照医疗行业的规律来施策。举例来说,调整医疗报销水平以及医保和药店的定点,应该事先纳入工作的规划,前期要充分铺垫,做好各种配套措施,能够有替代措施或者是过渡措施,保证实现这种转变或者服务的切换,否则,不但达不到目标,反而诱发一系列的问题;关于医疗行业的规律,医保既要控制费用,又要保证合理的开支,对此一定要调动医疗机构和医务人员的积极性,一定要符合临床治疗的科学性,一定要挖掘新的潜力和新科技带来的红利。如果是人为地通过减少报销比例来设置阻碍,那显然达不到预期的效果。所以就要重视机制设计,医务人员、医疗机构一起想办法提升服务、控制费用,这是今后重点努力的目标。这种机制设计是要特别注重攻克的重点和难点,在经济领域和社会领域,国内外有很多关于机制设计的典型案例,包括医保支付方式,国内外也有很多典型案例。如何挖掘这些案例中的合理因素,并且根据实际情况对其模式加以改良,从而形成新机制,这是非常重要的工作。再次,如何把握利益关系的平衡,把握长期利益和短期利益、不同群体之间的平衡。现在最典型的就是患者和医务人员之间的利益平衡关系。从患者角度出发,首先保证患者的获得感,报销比例不降低。但是要通过机制设计来调动医疗机构的积极性,保证医生的利益。如果这两个利益之间没有比较好的平衡,最终也难以保障患者的利益。比如因为支付方式改革,使得医疗机构不愿意看患者,出现拒收患者的现象,这是国内外都存在的,而这实际上伤害的是患者利益,因此一定要保持平衡。关于短期利益和长期利益之间的关系,要顺应整个医学模式的转变,从生物医学模式转到生物—心理—社会模式以及国际上健康国家建设的潮流。我们充分认识到对于促进健康,医疗其实是很小的因素,就目前来看,估算最高的医学因素贡献率不超10%,甚至只有3%~5%。但是要想解决健康问题,如何使得医疗保险和健康促进相挂钩、相促进,这也是需要考虑的问题。不论是国际也好,国内社会也好,最终作出评价最重要的还是健康的宏观产出指标,即人均预期寿命、婴幼儿死亡率、孕产妇死亡率等国际公认指标。虽然是基本医疗保险,但也要关注具体工作贡献和最终产生指标之间的逻辑、激励、兼容以及关系。这样,在处理工作时,就能够把得住、看得准,能够适应国际潮流和时代规律的变迁,使我国始终处于积极主动的地位。

第二,如何从控制费用到价值医疗。所谓价值医疗,就是在一定的医疗成本条件下,尽可能获得最佳的医疗效果,注意这里的产出是医疗效果,这就与传统的按项目付费这种关注治疗本身而不是治疗的效果的支付方式,有了原则性区分。当然,价值医疗从提出到实施,有一个历史演变过程。20世纪七八十年代,以美国为代表的DRGs,其着眼点还是对医疗费用进行控制,这只是初期认识。随着时间推移,再进一步认识到,实际上控制费用不是目的,控制费用可能还会导致医疗质量的下降。所以人们关注点慢慢转到医疗服务质量。最近笔者在研究国际健康促进文件时发现,医疗的质量远比医疗的效率更重要。换句话说,关于治疗,以费用是没办法论成败的,只能以质量论英雄。再进一步发展,在费用和质量基础上,进一步引入价值的概念,即在同样的成本下,有更好的效果产出,这就更具价值;或者是在同样的治疗效果下,有更低廉的价格,这就是价值医疗的取舍理念。在这种情况下,既然关注点是最终结果,那么就应该突破过去传统治疗的框架,这两者是相辅相成的;如果不能突破过去的框架,要想追求价值医疗,那就成了无本之木,无源之水。所以假如选定价值医疗,就必须鼓励创新,其中就包括手段,更具体地说不是在单一的、住院的患者身上去做价值医疗。因为从逻辑上来说,这个几乎没有多少空间,充其量只能做"控费",即控制不必要的浪费。如果做价值医疗,眼光一定要放开,那就包括住院、门诊、护理、康复以及基层疾病综合防治,这是基于病种周期多个手段的共同干预,也是必然的逻辑结果。因此,在谈论价值医疗时,要知道其产生根源以及可能的、创新的突破口。明确这几点,再进一步寻找当前条件下创新的来源。举例说明,对于一些疾病特别是慢性病的治疗过程中,有大量实证数据显示,如果只是简单治疗,诊断明确并且治疗方案也是正确的,但没有日常行为的干预,其效果,特别是一些慢性病的控制率、达标率并不理想。如果有了持续干预,包括不良行为的校正和一些饮食锻炼的指导,那么效果会非常好。可能那些综合干预方案比单纯的治疗方案来得更有价值,即便单纯治疗方案是经过 DRGs 认真核算的。因此,必须把视野打开,允许多种治疗方式复合,以达到一般治疗所不能达到的效果。其次,在这一过程中不难发现,业务人员是最积极、最能动的,如果用一个数值将其固定,就数论数,他们就会作出有利于个人的选择,这个数据也是合乎要求的,但是恐怕内在激励机制和其个人潜能并不能真正发挥出来,所以应该给他们发挥的空间。那么这个空间在哪里?应该超越现有的、一般的规范和诊疗标准,让他们能够使用真正具有价值的治疗和干预方案。这样,价值医疗才能有所创新、有所突破,才能寻找出真正的价值所在。从国际上来看,很多说法表示价值医疗只是口号,很难落实,但是这实际上是一个理念,关键在于如何挖掘潜力、找出共赢点,如何设计激励机制,让价值医疗能够落地生根,产生应有的效果。再举一个国外的典型案例,比如膝关节置换术,以往按照常规的治疗方案,外科大夫是负责做置换手术,但是他并没有太多的责任负责指导患者康复以至其完全能够回归社会,患者也没有这方面的考量。因此患者在置换关节之后就可以出院,医生对其功能恢复、训练会有原则性地指导,但是不会较真,更没有动力去监督和督促,也没有条件帮助患者恢复到某种程度。那么问题是,医院收的是手术费和住院费,患者期望的是实际康复效果,二者之间是脱节的。如果患者出院后的锻炼、康复没有跟上,效果肯定不好,这就意味着生活质量变差,意味着其未来患病几率增加,意味着由此可能引起一系列身体状况的恶化,随后会支出更多额外的医疗费用。但是目前这种条件下,是没有办法对其术后康复进行干预的。那么如何解决呢?在美国存在捆绑医疗,即价值医疗的一种,是把结算延伸到术后的半年或者一年,把康复费用加进去,最后患者要的是治疗效果提升,而不仅仅是治疗费用的下降。

第三,从个体报销到战略购买。前面提到的机构改革和职能整合,使医保机构的购买力倍增、议价能力大幅提升,但如何进行战略购买又成为新的课题。参考经济学规模效益理论,由于生产要素的不可分性,当企业生产规模增大时,就会使生产成本降低,经济效益提高,这就使得批量和零售的价格有巨大差距。中国作为拥有 14 亿人口的大国，医保已经基本做到全覆盖，现在医保基金累计结存已达 23 234 亿元，虽然基金池比较多，大概有几千个，但是中央机构对药品准入、设备、耗材等是有直接控制权的，这为医疗基金支出的精打细算、市场采购以及以此为杠杆撬动相关领域改革提供了坚实的物质基础。从这个角度来看，过去制定和实施政策是错位的，即中央出政策，地区在实施，结果是原本一个巨大的购买力被分割，原本的优势变劣势，而供应商成为强势方。因此，要把整个医保基金、医保机构系统作为一个群体，重新设计购买策略，加强计划、预算、协同性和一致性，使过去分散在各个基金池里的涓涓细流汇聚成汪洋大海，加强话语权。所以在战略购买方面，应该结合国家人民群众看病就医的需求，未来健康中国战略实施的重点，包括重点人群以及民族特色的医药，对此做一个整体规划以及具体项目策划，再加上决策、管理、控制等机制设计，做成未来大的购买集群方阵，有计划、有步骤地实施战略购买。到那时，人们享受美好生活这一愿景会得到充分实现，越来越多的人对医改成效有更深入的感受。这也是未来需要高站位、新起点、系统谋划、精细组织实施的重要方面。

第三节　开拓精细化管理

精细化这一概念并不陌生，因为很多领域、很多行业都会提及精细化管理。但是真正实施并不容易，以医保为例，如何向管理要效益、如何实现精细化管理，这是一个很大的课题。笔者根据多年的跟踪研究并结合当前的形势和任务，认为可以从以下几个方面入手，来逐步推动医保精细化管理的开展：

第一，对医保基金的分配、使用模式进行优化改进。以往医保基金和定点医疗机构签署协议,并且对每个定点医疗机构都设有一个总额度,包括实施 DRGs 的机构也要设定一个总额度,控制基金不合理过快增长。但是在目前分级诊疗这一大的医改形势下,简单的单体管理效果并不好,实践也证明了这一点。所以首先应该分层管理,所谓分层管理就是针对当前医疗领域中主要的倾向性问题,对三级医疗机构的增长速度重点控制,同时对中间层的医疗机构要适当调控,鼓励做一些专科的工作,做一些有特色的工作,对基层包括城市社区和农村乡镇这一层,应该鼓励其业务提升和增长。这种分层管理体现了堵疏结合、有松有紧、结构调整、长期可持续发展。所以简单地对单个医疗机构控制这种思路并不利于医疗资源的优化配置,不利于分级诊疗的落实,所以精细化应该先从分层管理开始,用不同的策略管理不同层级医疗机构的医保总额。

第二,进行分类管理。任何管理都是有成本的,比如行政管理成本,并且相关医疗服务机构的服务管理能力是有限的,因此抓重点对于医保基金的安全和使用效率是至关重要的。要抓住当前医疗资源消耗较多、未来治疗潜力较大的病种,比如慢性病,即高血压和糖尿病,还有恶性肿瘤,虽然病种数量不多,但是人群面较广,患病人数较多,消耗的医疗资源也较多,比如在某些地区,三五种慢性病就消耗了医保基金的 25%,所以重点应该是把这几类疾病按照从发病、筛查、诊断、治疗、到康复、再到行为干预,对整个链条进行深入、细致地分析和研究,然后制定相应的对策,发挥医保基金调节、牵动、激励、衔接的作用,把这些链条打造完整,把过去只有监测没有治疗,只有治疗没有康复,只有专家参与没有基层干预,只有医疗系统干预没有社区干预等这些"木桶上的短板"都修复完整,如果在一个地区能够把这些事做成,那医保基金就会有明显的改观,人民群众的获得感也会明显提升,各方面的压力和矛盾也会有明显改善,分类管理也是抓住可能的、可行的突出问题进行重点突破的重要思路,这在当前实施健康中国战略的背景下,显得尤为重要。

第三,在医保基金核算、分配,包括未来调节基金、提升统筹层次的过程中,要引入人口社会学的因素作为分配、调遣、奖惩以及平衡的重要指标。因为过去往往是以绝对量来论英雄,即一个地区内只要医保基金不穿底,那工作就算做得不错,有的地方只要收不抵支,那肯定就有问题。目前随着城镇化、老龄化进程加快,人口社会学因素在医保基金的影响因素中所占权重越来越大,参照国际惯例,这是一种基本做法、一个常规的形式,因此应该从现在开始考虑性别、年龄、致病因素等,并结合当地的医疗消费水平、技术水平进行研究。为了实现升级、上到一个新的台阶,管理必须更加严谨、科学、合理,这样才能保证管理措施的落地,地方才能够实施。这也是精细化管理很重要的方面。

第四,将绩效管理引入医保基金。过去对医保机构人员有一套考核办法,对基金自身的收支结余也有一套考核办法,但是从来没有把人员和基金结合起来进行考察,这就导致出现这样的情况:同样的基金量,有些地方有亏损,有些地方有结余,究竟是人员不努力,还是有其他原因,这很难评判。长此以往,管理水平高的难以被发掘,管理水平有待提高的也很难指出,相当于整个行业的管理水平缺乏竞争和标杆,很难形成横向竞争。这方面可以研究借鉴德国经验,社保经办有很强的竞争性,管理出现差错其后果很严重,绩效是一个致命的指标,所以必须要把基金管好、用好,目前还是缺少一套基金管理方式。党的十八届三中全会提出严格政府绩效管理,相关行业也开始引入全行业的绩效考核,医保部门也应该研究探索适合本部门、本领域的绩效考核体系,这是大势所趋,也是未来精细化管理不可或缺的一个选项。

第五，在医疗领域进一步用好卫生技术评估(health technology assessment,HTA)这一管理工具，让精细化有一把尺子。HTA 在国际上早已广泛应用，它不仅是一个工具、也是一种机制，或者一种政策手段。发达国家最早引入 HTA 进行药品经济学评价，在准入、报销方面的使用已经积累了相当丰富的经验，最著名的说法就是把 HTA 比喻成政府的"防弹背心"，在各种利益交织的过程中，依据 HTA 的结果做决策，以避免政府处于被动地位。目前国内对于 HTA 的推广有了一些进展，在药品谈判中也开始使用，但是很多相关领域并没有把 HTA 这一"防弹背心"穿在身上进行全面防护，而是装在包里，用的时候拿出来，不用的时候收起来。将 HTA 机制化，真正地在多个领域、多个流程中使用，这是未来的发展方向。

学术印记

2010年,笔者于《医院领导决策参考》发表《新医改应统筹进行药品生产流通体制改革和医疗制度改革》,主张将药品生产流通体制的改革同医疗制度的改革结合起来,这样才有可能把从上游到下游的整个环节理顺。

2011年,笔者于《中国药房》发表《药物目录遴选制度构建关键问题研究——基于典型国家遴选制度模式的经验》,运用比较研究方法,分别对关键问题进行阐述,并结合我国药物目录遴选制度建设基本情况,提出合理化建议。

2012年,笔者于《中国药房》发表《欧盟国家药品支出控制政策工具述评》,对欧盟国家使用的药品支出控制政策工具进行归类并根据已有研究对其效果和优缺点进行述评,进而对我国药品价格政策提出改进建议。

2018年,笔者于《中国药房》发表《药事服务费改革:内涵解析及政策选择》,在全国公立医院全面取消药品加成的新医改形势下,对药事服务费内涵进行多元视角辨析和重新界定,提出药事服务费和临床药学服务费改革的破解之道。

第七章

药品领域治理框架与新探索

医改十年，药品领域改革取得了重大成果，取消了药品加成，破除了公立医院"以药养医"格局，在一定程度上缓解了居民"看病难，看病贵"的问题，得到国际社会的广泛关注和褒扬。但药品领域的改革远远没有结束。"十二五"和"十三五"的医改已经为药品改革打下了坚实的基础，未来药品改革将何去何从，新的药品政策框架如何搭建？药品招标采购、产业规划如何实行精细化管理？本章将对这些问题展开论述。

第一节 药品改革的逻辑与 政策框架的形成

2009 年启动的新医改，将"建立健全药品供应保障体系"作为基本医疗卫生制度的"四大体系"之一，提出"加快建立以国家基本药物制度为基础的药品供应保障体系,保障人民群众安全用药",其中把建立国家基本药物制度作为重点工作加以部署,从此拉开了药品领域改革的序幕。基本药物由世界卫生组织于1977年提出,指的是那些满足人群卫生保健优先需要的药品,对药物的选择考虑到了患病率、安全性、药效、相对成本效益以及价格等因素[1]。目前已经在世界上很多国家,尤其是发展中国家得到了广泛的应用,并且取得了很好的效果。基本药物的使用有利于提高药品领域的公平性和可及性。所以在新医改之初,特别是当时的药品收入在公立医院收入结构中占到一半,群众普遍反映"看病贵"的背景下,我国从基本药物入手,开始药品领域的改革,也是可以理解的。

但是在基本药物制度建设之初,因为对工作认知相对不充分,对制度实施可能带来的影响评估不够。2009年制定的第1版《国家基本药物目录(基层医疗卫生机构配备使用部分)》在范围上比较窄,仅包括307种药品,又加上对基层使用基本药物的规定比较严格,所有政府办基层医疗卫生机构只能使用基本药物目录中的药品,杜念宇等(2015)基于某市2009—2010年住院患者医疗保险报销数据,运用DID模型估计了实施国家基本药物制度对政府办基层医疗机构药品价格和患者医疗费用的影响。研究发现,基本药物制度实施之后,相对于非试点的基层医疗卫生机构,试点机构的基本药物价格下降约30.2%,非基本药物价格变化不明显[2],说明基本药物制度的实施是有助于降低药品价格的。虽然基本药物制度的实施确实降低了药品费用和相应的医疗成本,但是另一方面也不可避免地影响到基层医疗卫生的诊疗,同时也难以

---

[1] WHO,基本药物. https://www.who.int/topics/essential_medicines/zh/

[2] 杜念宇,徐程,舒艳,等. 基本药物制度实施对药品价格和医疗费用的影响——基于医保报销数据的实证研究[J]. 中国经济问题,2015(1):88-99.

满足基层群众的用药需求。

出现这种情况以后,国家很快就对第 1 版《国家基本药物目录(基层医疗卫生机构配备使用部分)》进行了调整,2012 年出台了第 2 版的《国家基本药物目录》,对基本药物进行了增补,达到了 520 种。在此基础上,又有一些省市考虑到各地疾病谱差异比较大以及实际用药情况等因素,在《国家基本药物目录》的基础上进行进一步补充。可以说,在基本药物的使用范围上,逐步适应了基层用药的情况。

2015 年,随着分级诊疗政策的出台,基本药物在基层使用遇到一个新情况。如果三级医院的患者在诊断治疗方案确定后,要下转到基层,客观上要求基层使用药品和上级医院的药品能够接续,否则的话就会出现患者为了续方拿药重返三甲医院,从而难以实现真正的分流。所以从分级诊疗建设开始,在分级诊疗实施双向转诊的地区或医联体内,为满足上下转诊需求,就在基层用药方面给出了一些方便的政策,将上下级医疗机构的用药目录对应起来。所以现在很多地区基层中不仅限于基本药物目录中药品的使用,这样就方便了患者在基层开长处方或者更加方便续方,能够及时得到药品,满足患者的基层用药需求,同时也很大程度上缓解了大医院门诊的压力,效果也是比较明显的。

近几年来,基本药物有一些进展和变化。第一,从面上来说,基本药物的使用不仅在基层医疗卫生机构,公立医院也鼓励优先使用基本药物,同时也有一些对基本药物使用比例的考核与监测。第二,同时在基本药物准目录调整当中开始引入卫生技术评估(HTA)手段,来对药品的临床价值和经济性进行评价,这使得基本药物的质量和性价比能够得到充分保障,同时能够与基本医保报销目录实现对接,使得基本药物制度能够在政策不断变迁的情况下不断调整完善,适应新的改革形势与要求,并一直延续至今。

基本药物制度的建设只是药品领域改革的一个方面，从"十二五"末，特别是"十三五"以来，对药品领域改革的认识更加深入，在基本药物制度建设的同时，对药品领域的改革延伸到公立医院使用环节，对医疗机构的药品加成进行改革，逐步取消药品加成。基层医疗卫生机构的药品加成随着国家基本药物制度的建设已经全部取消，实施基本药物"零差率"销售。县级公立医院综合改革从2012年开始通过三轮改革不断扩大试点范围，到2015年全覆盖，县级公立医院层面做到了全部取消药品加成。城市公立医院综合改革从2015年开始进行试点，经过五轮扩容，到2017年9月全面推开，全部取消药品加成。至此，在全国范围内，药品加成在制度层面被取消。药品加成的存在是诱导医疗机构进行"以药补医"的重要原因之一，也推动了高价药和不合理用药行为的出现，给群众带来了较大的负担，药品加成的取消为进一步推动公立医院改革打下了良好的基础。

我国从"十三五"期间开始对药品领域进行了全新的布局，主要体现在《"十三五"深化医药卫生体制改革规划》、2017年国务院办公厅发布的《关于进一步改革和完善药品流通使用政策的若干意见》，以及2018年原国家卫生计生委等六部委发布的关于《巩固破除以药补医成果 持续深化公立医院综合改革的通知》，将药品领域的改革延伸到生产、流通、使用等多个环节，做到了改革领域的全覆盖。

在研发环节，2017年中共中央办公厅、国务院办公厅印发《关于深化审评审批制度改革鼓励药品医疗器械创新的意见》，明确优先审评审批制度的条件，加快推动审评审批制度的改革，鼓励药品和医疗器械方面的创新。同时，开始推行药品上市许可持有人制度（marketing authorization holder，MAH），推进上市许可与生产许可实行分离管理的制度模式，使得药品上市许可与生产企业不再捆绑，促进创新。

在生产环节,开展仿制药质量和疗效一致性评价,有效保障国产仿制药的安全性和有效性,提升仿制药的研发和生产水平,促进仿制药的"原研替代"和产业升级。同时,严格落实《药品生产质量管理规范》(Good Manufacturing Practices,GMP)中的规定,对药品生产工艺和生产质量进行严格监管。另外,通过定点生产等方式确保生产企业对指定药品(如部分基本药物、短缺药品、常用低价药品等)的生产与供应。

在流通环节,对批发领域,压缩药品流通环节,实施"两票制",对零售领域,推行《药品经营质量管理规范》(Good Supply Practice,GSP),提高零售药店经营规范性。同时,针对流通行业集中度低的问题,鼓励药品经营企业的兼并重组,促进产业升级与结构性调整。

在招标采购环节,实施分类采购,对于使用量大且是多家生产的药品,实行"双信封"招标竞价;对于独家专利品种,实施政府谈判采购。在对整体的药品价格管理基础上,进一步市场化,放开药价,鼓励竞争。另外,在省级招标采购的基础上,开始对通过一致性评价的仿制药试点国家级"带量采购",通过以量换价,降低虚高药价。

在使用环节,进一步巩固医药分开的改革成果,在取消药品加成的同时,监测控制药占比,允许处方外流,鼓励基层用药,还有对特殊药品例如抗生素、辅助用药等进行必要的管制,促进合理用药。同时,2018年国家基本药物目录进行了进一步扩容与调整,以适应新形势下的药品需求。

在支付环节,与前面的环节相对应,在医保目录调整过程中,考虑到居民的需求,通过常规准入和创新药谈判准入的方式将临床急需、患者负担大、治疗效果好的药物及时纳入医保目录,同时通过制定药物医保支付标准,引导药物的合理使用。

通过这一系列的改革措施,已经构建了对药品生命周期全链条的改革体系,通过对政策演变的梳理,可以得出来几点结论:第一,我国是从使用环节不断地延伸到流通环节,再到生产环节,再到研发环节,对药品领域治理的认识有了进一步的提升,实际上不同环节之间是环环相扣,互相影响的。如果仅从某一个点上去干预和治理,很难取得一个长期的、综合的效果。所以我国开展了上中下三游的综合治理,从研发、生产、流通、采购、使用、支付等环节一并发力进行改革。笔者在很早之前就提出过药品价格的"气球效应",主要是指从某一个点挤压它,结果问题又跑到其他地方去了,因为问题是连通的,医院收入这一块并没有变化。这就是为什么降价幅度很大,但是老百姓没有感觉到。这是个气球,从这边挤,它从那边冒,实际上,它又膨胀起来了。所以未来还是要将生产流通和使用环节统筹考虑,才可能真正走上一个可持续、良性竞争的道路。第二,药品这种特殊商品,更多是具备私人物品属性的,价格形成应当主要通过市场竞争来形成,而不是通过政府定价,这个体现了在"放管服"背景下,对药品行业新的治理思路。第三,新管理工具的应用,比方说对卫生技术评估(HTA)、创新药价格谈判机制、药品上市许可持有人制度等在这里的应用,这些都是国际上比较成熟和比较通用的管理工具,在药品领域的改革中也在逐步地引入,说明我国在药品治理方面逐渐在与国际接轨,同时,我国药品走向国际也向前迈进了一步。

第二节　新探索:药品价格
形成机制的构建

"十三五"期间,国家对药品领域改革进行全面布局,各项政策陆续出台,党的十九大以来,又将药品的集中采购作为重中之重进行集中发

力,在药品省级招标采购工作的基础上,探索了药品国家集中带量采购的试点工作。国家集中带量采购制度的要点有几个方面:

第一,实施国家集中采购的药品为仿制药。针对我国仿制药比较多,特别是过去生产布局不合理,同样一个产品生产厂家过多的情况,主要对仿制药进行集中采购。我国设置的门槛是什么?通过一致性评价的仿制药,才有资格进入国家级的带量采购,同时为了鼓励积极参与一致性评价,政策规定"同品种药品通过一致性评价的生产企业达到3家以上的,在药品集中采购等方面不再选用未通过一致性评价的",所以激励药品生产企业要争先通过仿制药一致性的评价。当前国家集中带量采购工作正处于试点阶段,部分省市也在跟进,对一部分没取得一致性评价的,也在省级层面上开展了带量采购。

第二,国家带量集中采购解决了过去招采中出现的问题。过去省级平台招采的时候,只是定价并不定量,使得这种招采失去了现实市场的支撑基础,企业依然是心中无底,药品中标之后仍需要花费大量费用对药品进行推广,才能确保市场份额,也进一步促成了药价虚高的情况。现在国家带量采购使得量价挂钩,通过确定市场份额,减少企业的推广和销售费用,使得企业可以把价降得更低,实现了战略购买的意图。

截至2019年底,国家集中带量采购已经开展了两轮,并且都取得了比较显著的成效:第一轮"4+7"(4个直辖市,7个副省级城市:沈阳、大连、厦门、广州、深圳、成都、西安,共11个试点城市,简称"4+7")试点带量采购,31个试点通用名药品有25个集中采购拟中选,成功率81%。其中:通过一致性评价的仿制药22个,占88%,原研药3个,占12%,仿制药替代效应显现;与试点城市2017年同种药品最低采购价相比,拟中选价平均降幅52%,最高降幅96%,降价效果明显。第二轮

131

联盟地区药品集中带量采购,试点范围扩展到全国,药品品种仍是第一轮中选的 25 个药品,联盟采购共有 77 家企业,产生拟中选企业 45 家,拟中选产品 60 个,25 个 "4+7" 试点药品扩围采购全部成功,与联盟地区 2018 年最低采购价相比,拟中选价平均降幅 59%,与 "4+7" 试点中选价格水平相比,平均降幅 25%。

第三,国家药品集中带量采购的竞争机制。在第一轮 "4+7" 带量采购中,最终是独家中标,优点是可以换取企业更大的价格降幅,但是有可能会造成一家独大的局面,同时对行业的冲击比较大。在第二轮联盟地区带量采购中,允许多家企业中标,这个也是比较稳妥的,可以避免在不可测因素下,唯一的供应商即使出现状况,市场也不会出现缺货的情况,所以说两家以上企业中标更为积极稳妥。

第四,药品带量采购的保障机制。要保证集中带量采购效果,首先医疗机构要保证药品使用数量,事先进行统计,确保量价挂钩得到落实。再一个是对生产方确保质量和供应,不能因为厂方的断供,影响整个供应链条,同时为了保证效率,对结算、支付又作出了明确的规定,要求医疗机构能够及时回款。一些地方最新的试点情况就是考虑医疗机构本身存在资金周转的问题,由医保基金直接与药企进行结算,这更加减少了中间环节,加快了资金回笼的速度。

2019 年 11 月底,国务院深化医药卫生体制改革领导小组印发了《关于以药品集中采购和使用为突破口 进一步深化医药卫生体制改革的若干政策措施》的通知,进一步提到了 "三医联动",以药品带量采购为契机,所挤压的水分和产生的空间,通过医疗服务价格调整和薪酬改革,让改革效果逐级传导,巩固下来,进而推动整体医药卫生体制的改革。药品一致性评价的重要性在于为 "三医联动" 铺平了道路。"三医联动" 的重要内容就是 "腾空间,调结构,保衔接"。"腾空间" 是指通过招标采购将药品虚高的水分挤出来,但是,药品质量一致是前提。如果不能保证质量和治疗效果,价格也就失去了意义。同理,"调结构"的基础是医疗服务价格调整,医疗服务价格不能随"腾空间"动态进行的话,医疗机构收支结构调整也难以实现。当然,医疗机构收支结构调整是机制调整和系统切换,改革过程中肯定有不平衡的地方,有无法自然衔接的地方,要靠医保来填平补齐,保障改革不能"伤及"患者,保证医疗机构的可持续发展。

创新药始终是我国药品领域改革发展的一个焦点,对整个产业升级,促进企业研发具备重要的带动作用,对创新药主要实行医保谈判准入机制。

对于创新药品价格谈判,最早出现在 2009 年新医改方案中,提出了"积极探索建立医疗保险经办机构与医疗机构、药品供应商的谈判机制,发挥医疗保障对医疗服务和药品费用的制约作用"。从 2016 年开始,截至 2019 年底,由不同部门主导开展了四轮创新药医保谈判。

2016 年,原国家卫生计生委组织第一次药品医保准入谈判,计划谈判数量为 5 个,最终谈判成功品种数为 3 个,平均降幅为 58%。2017 年,由人力资源和社会保障部主导了第二次国家医保药品准入谈判,计划谈判数量为 44 个,最终谈判成功药品为 36 个,平均降幅达到了 44%。2018 年,国家医疗保障局主导第三次抗癌药医保准入专项谈判,计划谈判数量为 18 个,最终谈判成功 17 个,平均降幅为 56.7%。2019 年,国家医疗保障局主导第四次医保准入谈判,对 150 个品种进行了谈判,其中包括 119 个拟定谈判品种,另外还有 31 个 2017 年谈判成功的品种,此次进行续约谈判,最终 97 个药品谈判成功并确定了支付标准,并且纳入了《国家基本医疗保险、工伤保险和生育保险药品目录》乙类范围。在 150 个谈判药品中,119 个新增药品有 70 个谈判成功,价格平均降幅为 60.7%。31 个续约药品有 27 个谈判成功,价格平均降幅为 26.4%。此次纳入医保的进口药品,基本都是全球最低价。

对创新药医保谈判主要包括以下几个要点:

第一,谈判药品的纳入。谈判药品的纳入,这个也是经过一定的考量,包括临床急需、特殊人群用药、价格高昂的专利药,要解决供需双方面临的问题与诉求,从药企来说,它是希望有更多的患者用这个药,但是从患者角度来说,他没有能力去用这个药,怎么办呢? 通过谈判,集中购买降低药价,保障参保人员的治疗。

第二,将药物经济学和 HTA 的相关结果应用到创新药品价格谈判中,通过药物经济学评价,可以对药品的临床价值和经济影响进行综合评估,明确其与现有药物价值提升程度,并基于此对其价格进行评价。这是一个突破性的进展。

第三,在谈判机制设计上,实行常规谈判机制和竞争谈判机制。对独家产品设置适应常规谈判机制,设置谈判底价,给两次报价机会,如果能够接近一定的范围,就可以谈判成功。对市场份额有限,同时供应商比较多的,就用竞争性谈判机制,这样一方面保护市场,再一个确保销量,有利于竞争谈判或者价格的下降。

第四,谈判价格与医保支付标准的挂钩。将谈判价格作为医保支付标准,并加强对药品使用和医保基金运行的监测,加强风险保护。

所以总的来说,这个思路对药品准入有更强的消费权益保障的针对性,有更强的谈判技术的科学性,有更好的降低药品价格的技巧性,能让谈判具有很好的效果,能够最大程度平衡各方的利益,使机制能够发挥独到的效用。

通过几轮谈判也取得一些经验,当然还有一些值得改进的地方,总

体来说,创新药谈判准入已经破冰前行了,要想可持续发展,不断巩固成果,实际上还需要做以下几方面的工作:

第一,要切实保护消费者的利益,对患者用药情况,及时跟踪监测评价,对于药物副作用与不良反应、临床使用情况、实际疗效等要不断跟进,不断评价,使这种闭环管理能够持续下去。避免随着时间推移,在药品质量方面出现偏差和疏漏,这个对当前稳定巩固这套机制具有非常重要的意义。

第二,对企业进行必要的保护。经过价格谈判,很多药品降价幅度比较大,在后续管理服务过程当中,应该体现出长期持续负责的精神,在未来的使用、资金结算、信用记录等方面给予充分的肯定和认可,使得在竞标中胜出的企业能够健康发展,不能因为中标影响企业的可持续发展。

第三,对重点人群需要、特殊疾病需要,以及关乎国计民生的特殊药品,我国应该实行优先采购,使采购机制具有"靶向"作用,能够有针对性解决我们现在发展中的问题以及需求与供给之间的矛盾,还有供需双方面临的现实困难,充分发挥其针对性、灵活性、调节性的优势。

第四,对未来集中采购和药品价格谈判,将企业社会责任纳入考虑因素中。在招标采购中实施的双信封制中,一个是技术标,再一个是商务标,技术标主要对药品资质条件进行认定,商务标主要对药品价格进行衡量。建议未来要引入社会责任,社会责任体现为企业在基本资质和价格的背后,对社会的意义和贡献。目前对各种量化指标中,相关的评价技术手段很多,可以选取几项能够对企业社会责任体现比较敏感的指标进行调控,纳入一定的权重和分值,这个是非常有意义的,在实施初期可以是参考指标,同样条件下优先考虑,等试点成熟之后,再逐步加大社会责任在其中的权重。

第三节　产业规划与治理

招标采购与价格谈判是手段不是目的,我国药品领域改革的目标一方面要把虚高的药价降下来,另一方面是促进药品的产业升级,以及促进良性竞争市场秩序的形成,和药品行业的可持续发展。最终检验改革成效的一个重要方面就是看药品行业的健康可持续发展。与此同时,药品的创新与发展还涉及创新国家的建设、对外开放与国际接轨、科技发展、国际竞争等重要问题,关系到方方面面,所以一方面要着力做好药品价格领域的改革工作,另一方面加快产业规划和布局,把两者紧密结合起来,形成良性互动,才能实现药品领域改革的最终目标。关于产业规划,现在有关部门已经出台了一些相关政策,在目前的改革与创新条件下,应该加强以下几个方面的工作:

第一,强化部门之间的协同。产业规划能否发挥作用,主要看相关政府部门是不是真的按照产业规划来制定相应的政策,来协调相应的流程和步骤,并且按照产业规划的要求来处理同医药企业之间的关系。如果这点能够做到了,产业规划的效力可以说是巨大的,企业自然就愿意跟着产业规划走,调控作用就能够取得实质性效果,产业发展就会有明显改观。

第二,产业规划要确定可预期的、稳定的、明确的优先级。在优先级设置和部门的政策之间,也要相衔接和对应,一旦列入优先级了,接下来的所有相关部门的政策制定和工作开展都要按照优先级来进行,所以也需要进一步细化,落实相关的配套政策。

第三,在产业规划中还要注意解决医药企业的可持续发展的问题。产业规划是描绘的蓝图,企业在由过去的自我规划转到了按照国家的产业规划来走的时候,实际上有一个转轨,这个过程中有的企业可能顺利,有的企业可能并不顺利。在改革大方向一致的前提下,政策体系应当对企业的可持续发展提供支持,例如对上市许可持有人成果转化的时候,也给予支持和帮助;在资本市场上对创新企业给予一定的融资支持等。只有给予充分的支持,才能让更多的企业由过去的自我规划转向或者倾向于国家的产业规划,这样使整个行业,整个产业迈入良性发展的轨道。

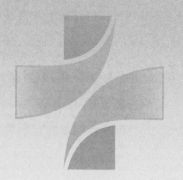

学术印记

2010 年，笔者于《人力资源管理》杂志发表《结合医疗卫生机构特点社会效益和经济效益并重——建立驱动型医院绩效管理模式》，首次提出"驱动型绩效管理"的概念，并对其理论与框架进行了阐述。

2015 年，笔者于《中国卫生》杂志发表《绩效革命：医改新常态新趋势》，提出绩效管理将成为政府"十三五"期间管理的重要手段，一个新的强力抓手。绩效革命已经来临。

2015 年，笔者于《中国医院管理》杂志发表《国内外医院绩效评价及评价体系述评》，文章考查了英国、美国、日本大型医疗机构绩效外部评价的路径，同时总结归纳了我国上海、深圳、镇江、北京等地的做法，为我国医疗机构绩效外部评价机制的建立提供经验借鉴。

相关课题：

2010 年，笔者在北京市二龙路医院试点"基于医院改革发展目标的驱动型绩效改革"，打造二龙路改革发展模式。

2014 年，原国家卫生计生委委托笔者做《中国公立医院绩效管理标准体系及推进路径研究》项目，对我国公立医院绩效管理体系及建立外部评价机制进行咨政研究。

2015 年，原国家食品药品监督管理总局药品评审中心委托笔者做《绩效考核和薪酬分配体系构建研究》项目，针对药品评审中心的职能定位和工作特点，制定实施新的绩效管理与薪酬分配体系。

第八章

绩效革命与"三化"融合

从理论上讲绩效管理不是新的内容,但是,如何将绩效管理同特定的领域相结合,如何运用绩效管理有效解决现实问题却并不容易,原因是现实是复杂多变的,而绩效管理也应该应时而变。不仅如此,适应现代化发展的形势,绩效管理还应该与管理的标准化和信息化等元素结合起来,本章专门探讨三者之间的融合问题,以期对推进公立医院综合改革和医联体建设有所启示。

第一节 绩效革命

"绩效革命"这个词,是有一定依据的。改革开放后,随着几轮的医药卫生体制改革,"绩效"这个词在医疗领域耳熟能详。过去很长一段时间,在政策文件中,一直把"绩效"和"工资"结合起来使用,即绩效工资。所以,绩效是属于薪酬的范畴,换句话说,是解决如何分配钱的问题。

最近二十年来,很多医疗机构纷纷实行绩效工资或内部绩效改革。由于历史原因,很多绩效改革实际上是从核算角度出发的,通俗地说就是"收入减支出",然后再做分配。今天看来,这些做法在导向上是存在问题的,但在当时的历史条件下,也是可以理解的。什么时候开始发生了革命性的变化? 那就是2012年召开的党的十八大的报告中,提出"创新行政管理方式,推进政府绩效管理",之后2013年的党的十八届三中全会报告,在"加快转变政府职能、优化政府组织结构"部分提出"严格绩效管理,突出责任落实,确保权责一致"的要求。要求明确指出了严格实施政府绩效管理,同时又提出要建立公立医院外部评价机制,具有划时代的重要意义。绩效工资和绩效管理虽然是一词之差,但是含义却有天壤之别。绩效管理实际上已经完全突破了简单分钱的概念,它是重要的战略管理工具或战略管理平台。由此,医疗卫生领域绩效改革走入新的历史阶段。

党的十八届三中全会之后,关于绩效管理有三个重要文件不得不提。一是2015年原国家卫生计生委、人力资源和社会保障部、财政部、国家中医药管理局联合印发的《关于加强公立医疗卫生机构绩效评价的指导意见》(国卫人发〔2015〕94号,以下简称"94号文"),这是几部委联合下发的第一个关于绩效考核的文件,这一文件有什么突破性的举措呢? 首先,94号文把社会效益指标,包括公众满意度,首次列为重要的评价指标,这意味着绩效考核的指挥棒指出了一个正确的方向,不再局限于利益的藩篱,不再完全由经济效益来主导,是革命性的变革。应该说,这也和原国家卫生计生委提出来的医疗行业"九不准"是一脉相承的。

第二个文件是前文提到的2018年国卫医发26号文(以下简称"26号文"),这是关于医联体绩效考核的工作方案。需要特别指出的是,从26号文开始,绩效考核已经推广到对医联体、医共体的考核,并且是一个国家层面的要求。现在很多人在谈论绩效的时候,尚没有建立这个概念,多数时候是立足于单体医疗机构开展绩效。要提示的是,单体医疗机构的绩效应该服从于医联体绩效,如果医联体的绩效结构不清晰,未来单体医疗机构绩效也会迷失方向。

第三个文件是2019年国务院办公厅印发了4号文,即《关于加强三级公立医院绩效考核工作的意见》。在过去94号文的基础上,国务院发布了三级公立医院绩效考核的政策,重新明确了绩效考核的具体指标。4号文从医疗质量、运营效率、持续发展、满意度评价四方面对三级公立医院进行考核与评价,其鲜明特点是将医疗质量作为重要指标进行考核,在文件中明确了"提供高质量的医疗服务是三级公立医院的核心任务"。随后,国家卫生健康委首次将全国2 000多家三级医疗机构的数据汇总,进行统一分析、评价,这也是一个重大突破。这在几年前是难以想象的,首先想不到的是国务院为绩效考核专门发文;第二个想不到的是将全国的三级公立医院放在同一个平台,用一把尺子来衡量。可以预计,这些举措将对医疗行业产生深远的影响。

对公立医院绩效改革,笔者有独特的观察视角。2006年开始跟踪研究医改,2006年到2009年主要致力于新医改建议方案的研究,所参与的研究工作前文也有提及。2010年开始,笔者思考的问题是,在整体医改方案出台之后,作为独立学者,需要做的工作是什么?如果继续研究宏观问题,作用不大,研究怎么样去落实医改方案中提出来的原则、路径和政策,应该是学者的选择。

2010 年开始,笔者开始研究公立医院绩效。研究之初,发现公立医院绩效和企业绩效完全不同。传统的企业绩效是按照企业的宗旨和理念来确定的,公立医院绩效改革的对象、目标、运行结果则完全不同于企业绩效。由此,笔者研究提出了基于公立医院改革发展目标的驱动型绩效管理理论。

这个理论的核心思想是什么呢? 传统企业绩效主要解决的是激励和分配的问题,从某种意义上来说,重点不是解决企业的改革问题,而是发展问题,笔者将传统的企业绩效模式称为"随动型绩效"。反之,公立医院现在面临着医疗行业急剧变化,公立医院自身体制机制急剧变化的情况,如果绩效管理和绩效考核不能够适应这些变化,对公立医院来说,绩效可能就是一种束缚,是改革的障碍,而不是改革的动力。基于此,笔者提出了"驱动型绩效管理"理论的基本模型,如表 8-1 所示。

表 8-1 驱动型绩效与随动型绩效的对比

类型	服务目标	指标设计依据	激励特征	预期结果
随动型	为发展服务	根据已有岗位设计,注重规范	固化和控制	遵从、规范和挖潜,组织结构和原来几乎保持一致
驱动型	为改革和发展服务,着力于改变	着眼于变革,兼顾现状和改革目标,激发新的活力	变化和引导	变革和引导,刺激组织结构和流程变化

从服务目标来看,驱动型绩效是为改革和发展服务的,着眼于改变。而传统企业绩效是为发展服务的,目标是企业盈利更多而不是驱动改革。

从指标设计来看,驱动型绩效着眼于变革,兼顾现状和改革的目标,激发新的活力,强调机构主体自发、主动去变革。传统企业绩效是根据已有的岗位设置和规范,将它固化下来,而公立医院驱动型绩效讲究的是如何促进改变。

从激励特征上来看,驱动型绩效是着力于刺激、引导变化,传统企业绩效是着力于固化和控制,这两个是不同的发展方向。

最后,从预期结果来看,驱动型绩效的预期结果是让组织发生变革,刺激组织结构和流程向整体改革发展的目标靠拢;传统企业绩效还是注重遵从规范和挖潜,组织结构和原来的几乎保持一样。

鉴于此,新医改背景下现代公立医院已经不能再套用过去企业绩效的模式了。驱动型绩效管理理论提出后,笔者一方面公开发表了学术文章,同时也在一些地方做了试点,这些试点也取得了成效。理论与实践的结合,相信在不久的将来,驱动型绩效管理理论能够为大家广泛地接受。幸运的是,2014 年开始,原国家卫生计生委就开始委托笔者研究起草中国公立医院绩效评价体系,也就是之后 94 号文的前身,使得这套理论体系得以进一步运用和完善。

理论提出至今,经过理论和实践的检验与完善,笔者已形成了自己的一套改革体系。可以说,驱动型绩效管理理论的内涵、路径、特点和其他绩效理论相比都是不一样的。

首先,理论的内涵,即改革第一着眼点是公立医院的改革发展目标,而不是分配,也不是公立医院自身的发展。这一判断现在得到了验证,是完全正确的。上文谈到,国家不管从单体医疗机构层面还是医联体层面都在开展考核。所以,公立医院在开展内部绩效考核的时候,一定要着眼于外部环境的变化。如果公立医院的内部考核指标和外部指标不对应、不衔接、不承续,绩效考核就偏离了大的方向,不可能取得良好的效果。所以说，基于公立医院改革发展目标的定位是合适的，是和现在形势完全一致的。

其次，如何把这种驱动改革发展目标的指标逐步、逐级地转化，形成可操作性的指标呢？笔者提出了"三层结构"的路径转换模式。第一层结构，基于国家的改革目标和医院的实际情况，设计全院统一的绩效平台，促进科室合作和竞争，这是很多绩效管理容易忽略的问题。如果以科室单元做绩效，科室之间的合作被肢解了，科室之间的竞争也无从体现。因此，全院统一绩效平台，让科室形成合力，激发应有的活力是第一要义。第二层结构，是根据公立医院整体绩效改革的目标和本科室的特点，来设计每个科室的绩效实施方案，调动科室成员的积极性。过去很多公立医院都在做绩效考核，但是容易出现两个倾向，要么全院整齐划一的考核指标，结果就是把科室的个性给抹杀了；要么是医院放任科室层面自行设计和分配，这样也有问题，往往是各科室各行其是，无法形成合力，更谈不上科室合作，因此结构性冲突无法解决。第三层结构，也是很重要的一层，很多公立医院做绩效仅做到了科室层面，科室内部根据科室主任、护士长的意图来实施。第三层结构非常重要，就是服务于科室的整体目标，结合每个职工的工作，开展员工个人的绩效考核。

"三层结构"是驱动型绩效管理理论鲜明的特点，"三层结构"一定要层层对应、层层接续，并且要做完整，做彻底。反观现在很多地方，之所以绩效管理效果不明显，就是因为断层了，层层之间不对应、不接续，使得本应达到的效果打了折扣。

再者，基于驱动型绩效管理理论，笔者对大家经常用的平衡计分卡等绩效管理工具进行了改良。以平衡计分卡为例，来解释驱动型绩效管理理论的应用，即驱动渗透在绩效管理任何一个方面。常规的平衡计分卡,包括财务、流程、顾客、学习与成长4个维度,笔者认为这种维度划分有很大的问题。比如,以财务指标为例,在目前形势下,公立医院仅有经济指标是不行的,社会效益指标非常重要,无论是对国家还是对公立医院自身的发展,都是必不可少的。所以,在财务维度方面,把社会效益指标与经济指标并重,作为重要的维度。再比如,顾客层面的指标,常规平衡计分卡认为顾客是上帝,顾客满意就可以了。公立医院不仅要让患者满意,还要让居民、职工、政府满意。公立医院承担的社会责任和企业是完全不同的。又比如,学习与成长,一般意义上的学习与成长,专注于学习专业技能,医务人员的学习与成长,一定要兼顾学习改革理论和管理知识。正因如此,笔者在做公立医院绩效方案和试点的时候就明确提出,要在绩效改革过程中,培养医院的本领域的管理专家。只有医务人员变成了管理专家,这套理论才能落地生根,而不是简单地给公立医院上一套绩效系统,或者机械地复制一套绩效系统,这样做短期内可能管用,但很快就会落后于外部环境的要求和内部发展的需求,就会问题丛生。

驱动型绩效管理理论在实践中的重要特点在于精准把控。驱动,就要求很好地把握驱动力度,力度过大,可能就引起波动;力度过小,又达不到驱动的效果。很多绩效试点出现问题,就是因为力道把握有问题。为此,笔者针对医疗机构开发了一套专用的测评工具,测评要解决什么问题呢? 概括起来就是,了解医疗机构自身发展中的困难和需求,了解员工对绩效的认知和诉求,了解现有绩效管理体系的优点和缺点,了解未来用于绩效方案设计的关键点,如绩效差距、不同科室的权重系数、重要考核指标的员工支持率等,这些内容都要做系统测评。经过系统测评,后期的绩效设计、导入以及实施,就有了切实可信的、比较精确的实证数据的支持,绩效工作的开展也心中有底。一项改革措施,百分之七八十的人支持,这条措施就可以采纳;如果有百分之五十的人反对,就得慎重考虑;如果超过百分之五十的人反对,目前不适合开展。这就体现了系统测评、精准改革、精准把控的重要意义。

在此基础上,如何进行医联体的绩效管理呢?医联体的绩效管理也是新课题,近两年笔者围绕这一新课题做了试点,已经初见成效。举个例子,一些医疗机构已经牵头成立了医共体,对方要求笔者协助设计单体医疗机构的绩效管理体系。经过诊断测评后,发现单体医疗机构的绩效应该放在第二位,首先应将医共体的业务模式建起来,核心是优质医疗资源下沉和双向转诊。新的业务模式建立后,再根据新的业务模式来整体设计医共体的绩效管理体系,特别是上级医院,也就是核心龙头医院内部的绩效管理体系。这样一来,才能从根本上理顺医联体的外部绩效评价,医联体龙头医院的内部绩效评价,以及医联体内部成员单位的绩效评价。反之,如果仅仅把核心龙头医院的单体绩效固化下来,未来医联体的发展就会受到很大的局限,原因是这种绩效导向是基于单体医疗机构的实际情况设计出来的,无法兼顾医联体全局的发展,导致在未来存在很大隐患。

因此,在做医疗机构绩效时,要树立明确的概念,那就是先着眼于医联体或医共体整体的改革发展目标,对医联体或者医共体的基本业务内容、关键业务流程进行梳理,建立医联体内部科学的、顺畅的运行机制,然后再统一设计医联体或者医共体的绩效管理体系。最后,再进一步完善和细化单体医疗机构的绩效考核。只有这样,才能理顺多方关系,才能同国家建立医联体、医共体的目标相一致,才能打通外部和内部绩效考核指标的承续关系,使得绩效管理发挥应有的作用。这样的绩效管理才是与时俱进的绩效管理,这样的绩效管理才无愧于一次绩效革命。

第二节　医疗信息化方向

信息化是时代的潮流,回顾信息化的发展历史,我们能够感觉到这股潮流汹涌而来,势不可挡。以美国为例,20世纪五六十年代提出来信息化发展的问题,最早医疗领域是在以收费为主的业务系统中进行应用,在医院中用来处理财务和行政管理数据的。随后,医疗信息化逐步发展,早期的电子病历开始逐步应用。到了20世纪90年代,医疗信息化技术不仅是处理病历记录,更重要的作用是规范数据,所以信息化在规范医疗行为方面开始发挥作用。到21世纪初,信息化技术在前期技术与管理的发展基础上得到了更进一步的提升,被应用于提供医疗决策参考。到了最近这些年,美国医疗信息化已经发展到了国家级的医疗信息系统建设层面,是大数据集成以及个人的医疗记录系统的应用阶段。[1]可以看出,包括美国、欧盟等国家和地区的信息化都是经历了从最初的简单辅助业务,到辅助决策,再到大的信息系统集成的一个发展过程。

一、我国医疗信息化的发展历程

我国的医疗信息化相对来说起步较晚。第一个阶段,是20世纪80年代到21世纪初,是我国医疗卫生信息化的起步阶段。这个阶段主要是为了提高管理水平和工作效率,按照工作流程设计信息化软件。但是一个重大公共卫生事件的发生,对医疗信息化水平的提升注入了一个强的刺激,比如2003年SARS的暴发。SARS暴发对我国卫生系统造成了很大的冲击,事后痛定思痛,出台了很多的改革措施,其中一条重要的措施就是构建国家级的疫情与公共卫生事件网络直报系统,有效地解决了我国卫生系统中传染病上报层级过多,反应迟缓,甚至于瞒报的问题。信息化使得我国卫生直报系统能够高效地由最基层直达国家中央。之后,信息化在应对禽流感、H1N1病毒等事件过程当中发挥了巨大的作用。第二个阶段信息化的发展是在社会进步及行业发展的带动下起飞的。第三阶段的标志是2009年启动的新医改。当时确定了几项重点任务,公共卫生和基层医疗卫生机构的发展被列为重要任务,其中有一项工作是建立健康档案。居民健康档案最初是纸质的,很快人们就发现了它的弊端,比如很容易形成死档,数据更新困难,管理成本太高,所以由纸质的转为电子档案势在必行。电子健康档案的推行为区域医疗卫生的信息化和互联互通打下了基础。之后随着医改的推进,信息化进入了快车道。再说信息化自身的发展。由于信息技术应用性,渗透性,融合性非常强,在此基础上发展起来的云计算、大数据、物联网、移动互联及最新的人工智能(Artificial Intelligence,AI)得到了广泛的应用。具体到医疗领域当中,前几年兴起了一股"互联网 + 医疗"的热潮,这对医疗行业的影响是非常巨大的。这些技术给我国医改注入了活力,但同时应该深刻认识到这些技术的本质以及技术存在的潜在风险。把握信息化改革发展的方向,让信息技术为我所用,这一点是特别值得探讨的。

二、信息化和医疗服务的关系

笔者根据国内国际信息化重要的阶段性进展,结合我国医改工作的实践,简单地分析一下信息化和我国医疗服务以及与医改的关系。

1. 信息化是医疗服务和管理服务的延伸,它是由低级到高级,由简单到复杂的过程。形象地讲,它最初可以看作是人身器官功能的延伸,比方说单体的计算机,最早我们使用它,可以用于财务的核算。过去要用算盘,要花很大的精力,现在用计算机计算,只要输入相关数据,很快就会出结果了。还有用计算机来传输数据、图像,这些可以看作是类似人的眼睛、耳朵,是人身上器官功能的延伸。在这个基础上进一步发展,计算机可以处理更为复杂的事情,比如临床的会诊、教学,甚至基于未来 5G 的技术,可以进行远程手术。远程医疗可以在地球的两端进行操作,这个已经远远超出了人们对医疗技术发展的预期。还有通过交互方式来解决医疗服务当中的问题,比如双向转诊,还可以通过复杂编程进行辅助决策。最后,通过强化训练,计算机能达到人工智能的程度。所以说信息化是一个从最初的眼、耳等人体器官功能的增强和延伸,一直到现在部分替代人脑分析的人工智能。可以看出信息化是不断升级迅猛发展的。

2. 信息化赋能。具体来说就是对行业及相关从业人员进行知识的注入,这个是需要科学应用的。比方说通过远程授课解决教育培训、健康科普、在线学习等需求。由于软件开发不断升级,使得体验度不断提升,仿真程度也是不断提高,学习效果不断增强。由于信息化相比人工成本要大幅降低,它可以支持大规模的在线学习、互动,这是很重要的方式,特别是当前在医疗领域人力资源相对短缺,各种学习机会成本较高的情况下,信息技术有很广泛的前景。

3. 信息化高度集成,由虚拟变成了虚拟和实体的结合体。高度集成的结果是形成了一个新的平台。最为典型的两个例子,一个是现在的互联网医院,有关部门已经明确了互联网医院一定要有实体做依托,是"虚实结合"的典型。再一个是区域协作平台,很多的数据以及合作项目,放在区域协作平台中去管理,实际上也是"虚实结合"的范例。未来这种集成模式也会解决很多现实当中因为客观条件、地理因素等原因所不能解决的问题。

4. 信息化更重要的是管理工具。笔者想重点强调的还是管理方面的应用,这个恰恰是过去不被重视的。新医改以来,我国陆续推出一系列改革举措,包括医疗服务价格调整,医疗机构绩效的考评考核等。在医保领域,包括集中招标采购,医保的智能审核,还有在医院里引入DRGs 等。这些改革举措是医改当中很重要的内容,但如果没有信息化的支撑,是没办法实现的。未来还要借助信息化对改革成效进行监测,对改革效果进行评估,进而实现辅助决策,这些管理的延伸实际上更加具有社会经济效益,更值得去认真挖掘。从以上的分析可见,信息化可以带来巨大的便利,同时也让体制改革和机制转变有了坚实的技术支撑,使得很多改革的举措借助信息化能够落地,所以说信息化已经是成为和医改密不可分的一个方面。

毋庸讳言,医疗卫生行业领域的信息化和其他领域一样,也存在一些突出的问题。

1. 关于成本和效率关系的问题。信息化投入一般是比较高的,但很多投入使用效率低,产生的社会经济效益低,这是一个很大的问题。因为任何一项工作都要考量它的成本收益,信息化也不例外。成本和效率的矛盾摆在面前,需要认真去考量。社会上不乏这种现象,很多医疗机构是以投入多少为荣,认为投入大就是有成绩了。实际上随着时间推移,人们慢慢发现,这种投入可能缺乏效率的支持,并不是医疗机构自身的管理成绩,不值得宣传和效仿。所以信息化也应该同其他领域的投入一样更加重视成本与效率的关系。

2. 信息化的集成、数据的汇集带来的风险问题。主要是个人隐私的保护,各种信息的不正当使用以及由此带来的管理的成本上升问题。我国在这方面的立法管理相对滞后,管理经验还不成熟,信息泄露是很多行业领域都不同程度存在的问题。但对于医疗行业来说,管理标准应该更高,更加严格,因为医疗信息涉及居民的生命健康信息,这是非常重要的。从应用软件的使用开发来说,突出的问题是标准制定环节滞后,标准环节和信息化的发展不相称。标准缺失造成了信息化的"野蛮生长",导致虽然有大量的数据信息,但是很多数据信息因为没有标准支撑,没办法挖掘利用,没办法高效转化,甚至可以说是垃圾信息。所以这种状况已经到了必须高度重视的地步,如果仅仅是信息化单兵突进,标准化不能跟进的话,信息化迟早会误入歧途,不但解决不了问题,还会带来很多的麻烦。

3. 信息化开发的导向,往往是技术或者是投入驱动型的。对应用软件的开发,需求分析不到位,把握不准,出现了很多的不衔接、不配套的问题,这既有局部单位的问题,也有社会系统不衔接的问题。这种信息化的结果实际上成为了业务模式创新的束缚。很多时候,之所以不能用更好的办法去工作,是因为计算机系统即所谓的软件模块已经对业务进行了固化,再去突破它,成本很高,周期很长,往往让人望而却步,使得很多创新性工作反而难以开展。

4. 信息化管理政策规定之间,还有很多不配套的地方。举一个简单的例子,现在很多机场都支持电子登机牌,无纸化登机。但如果单位报销要求必须提供纸质的带有安检章的登机牌,前边这些所有信息化的工作全部归零了。还有,国家大力推行的电子发票,本来是非常好的举措,但有的单位要求电子发票必须盖红章,又把整个电子化成果一风吹散。所以像这种情况,反映出来信息化虽然有了长足的发展,但是泡沫比较多,不配套、不衔接的情况非常严重,使得信息化整体的社会效益和经济效益大打折扣。这些问题是我们要充分认识和防范的。

三、医改同信息化的关系

在医改之初，顶层设计立柱架梁的任务很重，主要是体制改革、机制转化的问题，把这个问题解决了，其他问题都迎刃而解了。随着社会经济的发展、科技的进步，经过十年医改之后发现，体制、机制因素固然非常重要，但是好的规划设计，如果没有管理模式的创新，科技手段的支持，是很难实现和落地的，其制度、机制的优势也很难发挥出来。

最近几年，很多的政策文件当中，都提到了有关于信息化的问题，国务院也曾经专门为"互联网＋医疗"进行发文。一方面是鼓励发展，一方面是规范行为、防范风险，这些是很有必要的。总体感觉，信息化同医改的融合程度严重不够，大家对信息化的价值、社会和经济效益认识与衡量是不足的。现在重投入轻管理，重建设忽视创新的趋势还是很明显。可能的解释是，对投入和建设，存在市场驱动因素，但是对于管理和业务创新，往往更需要科学的精神，民主的决策，以及行政的推动才能达成。所以两者不是一个等量的关系，怎样科学地认识信息化的利弊，怎么样科学把握、合理应用信息化的手段来为我国医疗事业发展助力，为医疗改革助力，这是我国现在面临的重大课题。

第三节　标准化、信息化与
绩效化相融合

常言道，"没有规矩不成方圆"，标准的概念学术界最早在 1934 年，由 Gaillard 在其著作《工业标准化：原理与应用》中提及。现在标准化在很多领域起到基础性的作用，比如国际上有很多标准的制定机构，制定或者认定各种标准。各行各业都有自己的一套标准,我国也有专门的标准管理机构。标准根据领域、行业划分,有国家标准,有地方标准,有各行业的标准。标准化是有理论依据的,一般认为标准化指的是在经济、技术、科学、管理等社会实践中,对重复性的事物和概念,通过制定、发布和实施标准,达到统一或者最佳的秩序和社会效益。标准的这种通用性就使得在管理上的合作、交流,包括评比、评价,变为可能。在现代社会,标准化的形式非常丰富:有的可能是一个程序标准,规定一个事情应该按某个程序去做;有的是实体标准,对具体内涵进行界定;还有更高的组织形式,比如说国际贸易组织(WTO)从事的工作,是要将国际标准在全球范围内推广,以促进经济技术合作,防止贸易壁垒。所以细致观察身边,可以说标准无处不在。随着社会经济发展,科技进步以及管理水平的提升,标准成为了管理的基础。在有些竞争性领域,标准甚至是一个技术交锋和利益争夺的制高点。如果能够享有或享用一个更高、更强、更加广泛的标准,意味着有更多合作的机会和途径。如果选用了一个很窄、很小、很专的标准,意味着和更多标准之外的合作伙伴失之交臂。所以随着社会发展,标准化的重要性、基础性、战略意义日渐凸现。

一、为什么在谈标准化的同时,还要谈到信息化呢

信息化在某种意义上是标准化的产物或者是另外一种表现形式。人类第二次技术革命及第三次技术革命以来,由计算机技术、通信技术组成的信息化,也是标准化的产物。信息化的很多技术都有技术协议,很多生产工艺都有行业标准,所以信息化本身也是标准化的产物。正是在标准的基础上发展起来的,信息化有它的独到功能,就如前文提到人的器官功能的延伸,使过去个人身体所不能达到的领域,比如说计

算,视野,听力等,产生信号传递,常人无法实现的,用信息化的手段,轻易就解决了。另外是赋能,如果和人的功能结合起来,它就可以用一个倍增的,同时更便捷、更经济的方式,来达到增强人能力的目的。此外,还有一个更重要的功能就是管理,现在几乎所有的管理都和信息相关。越是高级的、复杂、庞大的管理系统,对信息化的依赖性程度就越高,现在就连普通的家电都和信息化息息相关了,可以说信息化无处不在。

二、有了标准化和信息化,是不是就能够解决管理问题了

绩效化是在标准化、信息化的基础之上又高了一个层面的内容。标准化提供了潜在的可能,信息化提供了实现方式,但是只有绩效化赋予它价值和灵魂。究竟如何应用标准化、信息化实现组织目标和管理目的,那就需要绩效化管理加以调控。由此可见,前面提到的"三化",是各有特点,各有侧重,同时又是一个不断升级的过程。未来在卫生医疗领域要强调注重"三化"融合,这对支撑体制机制改革,行业的管理创新,实现可持续发展具有特别重要的意义。

按照理想的"三化"融合的构想,以医疗机构的活动为例。首先,应该有标准化,医疗机构当中的医疗服务、管理等运营行为,都要有一套的标准,要有具体的指标、项目和内涵,这样医务人员对工作的边界、内涵、成本投入、收益,就有了可以遵循的尺度,便于管理。其次,有了标准化,再施以信息化,把这些相关信息进行集成以后,可以进行统计、分析、研究,对运行状况有一个精准的、定量的、实证的掌握。最后,再开发设计一套科学的、合理的绩效指标,来反映整个活动的投入产出,价值取向,以及各方面的效果。绩效监测实施之后,再进行反馈和激励,

对前面每个环节的工作给予评价、认可以及修正,这样就形成了一个管理的闭环。"三化"的每个环节紧密衔接,管理就可以达到一个很高的境界,这是理想状态。

三、标准化、信息化、绩效化管理工作,现实状况如何呢

1. 从管理上来看。以公立医院现行的运行现状为例,比如对全国的两千多家公立医院进行了数据的采集,分析评价他们的绩效,认真分析会发现一个问题:各地的收费标准不统一,收费项目不统一。可以粗略地知道公立医院的收支情况,但是没有办法对它的收入细项的结构进行分析和研判,原因是什么?因为每个地区,每个医院收费的基本项目、编码、内涵是完全不同的。粗看,什么都清楚;细看,什么都不清楚,这就是现状。再举个例子,比如现在要求所有二级以上的公立医院都要参加医联体建设,都要做分级诊疗,都要进行上下转诊,要求要对上下转诊的病例数都要进行统计上报,但是我国并没有统一的上下转诊的标准,所以就无法评判工作优劣。上转的患者,哪些是应该上转的,哪些是不应该上转的,换句话说哪些地方上转的质量高,哪些上转的质量低,无法判断,更没有办法进一步细分病种结构、接诊科室的结构,以及后续跟进服务的结果。所以只能是知道大概,无法深入分析。再比如分级诊疗和医联体建设当中,很重要的一项工作就是大医院优质资源下沉,可以说是工作的重中之重,但是优质资源的具体内涵是什么?具体标准是什么?什么叫下沉?实际上也没有一个基本的标准。所以在工作总结、统计报告当中,充其量体现出各地下派了多少专家。大家都知道,下沉的专家数量、质量差异非常大,下沉的效果也是难以评估。有的专家下去,确实能够帮助带领学科发展,深受当地医疗机构包括患

者的欢迎,但有的专家下去就没办法施展,基层也并不是那么欢迎,所以简单地去说优质资源下沉,没有一个基本的标准,实际上会产生很多管理的难题。

2. 从信息化角度来看。现在很多医疗机构高度重视信息化方面的工作,加大投入。但因为很多工作底层的标准不清晰,很多建设的标准,包括软件开发的标准不统一,再加上不同公司利益隔阂,技术壁垒,使得这些信息系统中得到的内容是无法交互、共享。所以形象地讲,"所谓的大数据,实际是数据大",话虽然极端,但也有一定道理。真正用数据做分析的时候,会发现很多数据不系统、不完整,缺乏规划和顶层设计,没有办法去做高层次的深入分析,没办法达到科研的标准要求。花了很大的代价弄来的数据信息,没有办法有效地开发利用,这种局面应尽快转变。

3. 从绩效角度来看。有这样的一个情况:我们不仅对信息化本身的绩效缺乏评价,并且对前面提到的管理方面也缺乏标准。信息化和业务有时结合不紧密,带来的结果是一些工作没有办法纳入绩效管理,所以也无法做到闭环管理和持续改进。所以,虽然每个环节工作都很繁重,大家都很忙,但是没有办法形成合力,产出并不高。现在有这么一个现象,在各地不同程度的存在,就是标准化由专门的机构独自来做,和管理创新业务模式的规范结合不紧密,甚至有时脱节,这样没有基于大量的研究、实际的应用搞出来的标准,中看不中用。名义上是有标准,实际上没有得到应用,所以这样的标准并没有解决问题,反而是浪费了标准制定的公共资源。

4. 从工作职责定位来看。让搞信息技术的来决定模块功能和业务流程,实际上本末倒置,说白了就是搞业务的听搞技术的。为了满足技术上设置的这一套规矩来管业务,最为突出的是一些单位的职能管理部门,违背了便民和人文原则,将一些法律法规无法去明确规定的、不合情理的细节问题,来嵌入到软件系统当中。从大的政策上看是符合了,但是执行环节应用的软件通不过,致使很多符合政策的事办不成,最后的解释是系统就这么定的,改不了,一推了之。这种现象并不罕见。再继续分析,接下来就是让搞绩效的来分析信息,因为前端并没有从底层开始做规范,做标准,所以到了做绩效的环节,基于信息很难区分优劣,很多时候单一的数据不能说明问题,因为数据缺乏关联、多方验证、共享,所以往往部门之间数据打架,数据之间对应不起来。基于这种情况,搞绩效管理和分析的人很难作出来一个和真实情况相接近的分析结果。再发展一步就轮到了单位决策了,决策层的决定往往是基于碎片信息来拍板。很多的政策规定在制定的时候,需要拿到系统的历史数据以及方方面面的信息。但是很遗憾,因为没有这样的信息,所以决策层拿到的只是一些碎片化的信息,甚至个别信息水分比较大,依靠这些信息进行拍板决策,是有很大风险的。

以上提及的问题就是缺失标准化、信息化、绩效化"三化"融合。很少有地方将"三化"并重,"三化"融合去研究和推动,所以现实当中已经吃到了苦头。今后再去研究"三化",一定要和行业发展需求,业务模式的创新,实际的管理结合起来,这样的标准才有可能解决实际问题。让真正懂得业务需求的人来决定信息技术的功能标准及顶层设计,然后让懂技术的专家帮助实现,让做绩效的人能够获得比较全面的、系统的、真实的信息,这样才能够得出可靠的结果。把这些结果汇总给决策者,决策者才能真正地做到循证决策、科学决策,而不仅仅是依靠经验来决策。各行各业都面临这个问题,从现在开始,在卫生医疗领域要适应国际潮流,借改革的东风,补上管理当中的短板,在研究制定标准化、信息化、绩效化的过程当中，努力做到"三化"融合，让有限的资源发挥出最大的效益。各行各业将"三化"融合，资源整合，形成合力，拧成一股绳，来推动管理升级，行业进步，为推进国家治理体系和治理能力现代化作出应有的贡献。最后以尼葛洛庞帝的一句名言结束本节："计算不再只和计算机有关，它决定我们的生存"。

学术印记

2017年，笔者于《医学与哲学》发表《健康国家建设的源流、本质及治理》，分析了健康国家建设是国际社会应对健康问题所采取的策略，也反映了全球治理变革的趋势，提出采用健康治理的策略，强化横向治理，完善政府、社会组织和市场机制的合理分工，以健康中国建设作为增量，促进改革和发展等建议。

2019年，笔者于《中国行政管理》发表《全球健康促进30年的共识与经验——基于全球健康促进大会宣言的文本分析》，本文以9次全球健康大会宣言文本为研究内容，构建分析框架并进行文本分析，挖掘了国际上对健康促进共识的内涵和变化规律。分析得出了系列新发现，对全面系统准确了解和把握健康促进的国际共识有所裨益。

相关课题：
2019年，笔者主持国家医疗保障局委托《医疗保险在构建优质高效医疗服务体系中的作用机制研究》，对医疗保险"十四五"期间的战略地位和作用机制进行研究并提出对策。

2019 年,笔者主持国家卫生健康委委托《"十四五"医改方案整体研究》,对"十四五"期间深化医改的基本思路、总体原则、目标任务、策略路径等进行研究。

| 第九章 |

登高望远话未来

经过前文对"十二五""十三五"卫生规划的详细探讨,想必读者已经对我国十年医改的历程、具体内容、政策的发展变迁、医改实践的曲折过程有了一定程度的了解。这样就会产生一个新的问题,未来医改将走向何方,现有的医改政策是不是已经十全十美,还有改进的空间的吗?"十四五"期间将在哪些方面对现有的医改进行完善和补充?本章将尝试探索未来医改的发展方向。

第一节 登高:健康中国战略及医改

2016 年 8 月,全国卫生与健康大会召开。会上,习近平总书记再次强调:"没有全民健康,就没有全面小康";并指出:"树立大卫生、大健康的观念,把以治病为中心转变为以人民健康为中心","将健康融入所有政策，人民共建共享"。按照刘延东副总理所说，从卫生工作会议角度来看这个会议是 20 年召开一次，从健康会议角度来说是新中国成立后的首次，足见这个会议的历史意义。2016 年 8 月，笔者作为学者代表，有幸参加了会议，并聆听了总书记和总理的报告，深感振奋，健康中国成为国策，这为社会经济建设开辟了新的天地。

2018 年，国务院机构改革方案也明确提出，组建国家卫生健康委的目的是"推动实施健康中国战略"，这是大卫生、大健康的理念，是以治病为中心到以人民健康为中心的转变，也是从机构上进行的相应安排。国务院副总理孙春兰在出席国家卫生健康委员会揭牌仪式时强调"要把预防放到更重要的位置，加强健康教育和疾病防控"。健康中国战略从此揭开了新的篇章。

笔者曾对"健康国家"这一概念，从国际建设历史、经验以及世界卫生组织历届健康促进大会的文本进行分析。结合我国的情况，应当重点探讨以下三个问题。

一、如何认识"健康国家"的本质，如何推动"健康国家"的建设？

1. 谈一谈"健康国家"概念的由来。"健康国家"这一概念由世界卫生组织首先倡导，后经联合国向世界各国郑重推荐。实际上，"健康国家"的产生是一个逐步的发展和演变的过程，从世界卫生组织成立到 20 世纪 70 年代，国际社会主要任务是对二战后的卫生体系和社会保障的重建，进而出现了不同的模式。这一阶段，各国多推崇建立社会福利制度。但是到了第二阶段，也就是从 1970 年到 2000 年，发生了一些转变。20 世纪 70 年代的经济危机给医疗卫生制度的发展带来了挑战。由此，世界卫生组织提出了初级卫生保健的概念。在此应当注意的是,初级卫生保健这一概念,国际社会沿用至今,然而在中国却逐渐淡化。究其原因,主要在于翻译问题。英文中的"初级卫生保健"是"Primary Health Care",也就是最基础、最重要的卫生保健。而中国则翻译为了"初级卫生保健",在汉语中带有低级、水平低、不重要的意味,产生了不少的歧义。事实上,时至今日,初级卫生保健仍然是国际社会公认的,卫生服务体系不可或缺的、最重要的环节。20世纪90年代后,随着一些社会思潮的影响,公共服务和卫生服务领域更加重视个人权利和责任。受新公共管理运动的影响,理论认为要向所有人提供高质量的基础保障,进而引发了供给侧改革,后又转向需求侧改革,核心是保险的支付方式改革。例如,英国在全科医生(General Practitioner,GP)服务购买中引入了市场化机制,美国的健康管理组织(Health Management Organization,HMO)等都是支付方式和管理方式的转变。20世纪末,世界卫生组织在《阿德莱德宣言》中,开始提出了"健康政策入万策"的倡议,之后健康事业不再局限于卫生系统。从2000年至今的第三阶段是很重要的阶段。世界卫生组织在墨西哥成立大会上提出了健康国家成立的计划行动框架,要开展健康国家行动,这个框架意味着:健康工作不再局限在卫生领域,而成为社会议题。对"政治优先"的倡议,意味着健康国家建设的策略应当作为国家层面的全局战略,而非某一系统的任务。这是世界卫生组织和国际社会在长达半个多世纪的探索后,总结出来的行动模式。

2. 应该怎么理解健康国家,健康国家的本质是什么? 第一,健康国家的本质是随着人类社会对健康的认知而变化的,不断地提升健康问题在社会发展中的地位和作用,最终形成了一种健康国家社会发展形态。事实上,目前国际社会认为一个国家比较高级的形态应该就是健康国家的发展形态。第二,从社会权利上来看,健康国家状态下,健康是基本人权。第三，进入 21 世纪，健康指标也被联合国纳入了千年发展计划，成为了国际社会各国的共同追求。世界卫生组织在 2013 年《赫尔辛基宣言》中提出来，要将卫生和健康作为一项政治优先立项。我国 2019 年提出来健康中国战略也提出健康优先的概念，所以健康问题在国际政治舞台当中扮演着越来越重要的角色。

3. 健康事业与经济发展密切相连，是经济发展的高级形态。《健康中国 2030 规划纲要》提出来健康服务业产值总规模，到 2020 年应当超过 8 万亿，到 2030 年应当超过 16 万亿。事实上，一些专家学者则认为实际上这个估值还偏于保守，事实可能远不止这些。

健康经济是什么？学者们认为它是以人为本，以维护和促进人类全面健康为导向进行的资源配置，是在信息经济、创新经济、循环经济、绿色经济基础之上的一种新型经济发展模式。我们提的健康国家，绝对不意味着多吃药，多打针，而是怎么样去用现有的社会经济发展成果促进人的健康。为什么促进健康对一个国家发展至关重要？那就是下一个观点。

随着当前世界经济的发展，人力资本已经成为现代经济增长的决定性因素，从专家学者的研究来看，在国民收入当中，自然资源、资本所贡献的份额已经大幅下降，由 45% 下降到 25%，而人的劳动，包含知识和技能的贡献份额，从过去的 55% 上升到 75%。换言之，一个具有健康体魄的人拥有了知识和技能，能够对国民经济产生的贡献应该是巨大的，包括世界银行在内的很多分析都认为良好的健康状况可以提高个人的劳动生产率，提高各国的经济增长率。联系到我国现在的人口结构变化，人口红利消失，在这样的背景下，更应当通过提升健康状况来助推我们国家的经济增长。

4. 健康需求也是推动科技发展的强劲动力。在历史上，很多重大的科学技术发明都和生命科学相关,在我国的中长期科学与技术发展规划、863 计划等重点科技发展计划中,人口健康问题一直是重点。经费占比相对比较高,达到 30% 左右。2018 年政府工作报告也专门提到了应当加大对雾霾和重点癌症的攻关。所以健康领域也是科技竞争的主战场,科研创新的主战场,要求我们高度重视这个问题。

5. 健康治理是社会治理的重要领域,而慢性病防治是健康治理的关键环节。健康促进考验的是现代化的治理能力,正如党的十九届四中全会所作的《中共中央关于坚持和完善中国特色社会主义制度、推进国家治理体系和治理能力现代化若干重大问题的决定》报告为健康国家建设提供了强大的支撑。按照国际经验,健康国家建设,事实上是一个横向治理和纵向治理的过程。横向来看,所有涉及健康的、全社会的、全行业的都要动员起来,有利于健康的事就要做,不利于健康的事不能做;纵向来看,从上到下,从中央到地方再到基层乃至到社区、到家庭、到居民,应当按照健康的准则、健康的文化、健康的习惯来统一行动。当前的真正瓶颈在于,横向治理协同不够,纵向治理顺畅不足。从慢性病来讲,本身是一个行为病,最有效的干预措施不是治疗,而是健康促进和综合防治。再好的治疗办法也不会解决慢性病的发病问题,因为慢性病和工作、生活环境,行为习惯有很大的关系,所以解决慢性病也是健康治理核心的问题。

有些学者提出,全球健康治理包括三个要素,第一个是解决跨地域合作的问题,第二个是解决跨部门合作的问题,第三个是解决多元主体参与的问题,这些主体有些是正式的,有些是非正式的,也就是专业主体和非专业主体的问题。综合解决好如上三个问题,有效治理便能达成。

笔者在 2012 年出版的专著《中国新医改:现实与出路》当中谈到的一个中心思想是,有两个系统,一个系统是"穿白大褂"的,也就是行业性的,是和医疗行业相关的。另一个系统是"不穿白大褂"的,也就是社会系统。目前,突出的问题就是如何把"穿白大褂"的和"不穿白大褂"的这两大系统协同起来。在《中国新医改:现实与出路》中,笔者使用了四章的篇幅,分别研究健康领域突出问题,包括饮食、健康、环境、教育。这些问题显然已经突破了传统医改的范围,2016 年的《健康国家 2030 规划纲要》也将社会环境、综合环境等方方面面纳入了健康相关建设的体系。

二、对医改,尤其是对 2009 年以来新医改目标任务的认识

2009 年的新医改开宗明义,提出本轮医改的目标是到 2020 年建立覆盖城乡居民的医疗卫生制度。当时,这样的目标主要是针对群众普遍反映的"看病难""看病贵"问题来施策的,突出了问题导向的思路。随着医改的深入,2016 年,也就是"十三五"期间,又提出了"五项制度"建设,包括分级诊疗,现代医院管理制度,医疗保障,药品保障,综合监管制度五项制度。2017 年,党的十九大在健康中国战略之下又提出来了建立优质高效的医疗卫生服务体系,至此形成了"5+1"的格局。2019 年,国务院又下发了关于实施健康中国行动的意见,成立了健康中国行动推进委员会,对健康中国推进也有着深远的影响。

就整个新医改的理念体系建设情况来看,首先提出了医疗、公共卫生、医疗保障、药品在内的四个服务体系,提出了八项完善体制机制方面的工作,被称之为"四梁八柱",这是"十二五"期间的主要任务。"十三五"期间,提出了五项基本医疗卫生制度。党的十九大,提出了优质高效的医疗卫生服务体系,形成了"5+1"的体系;2019 年 6 月,又提了一个行动,即《健康中国行动(2019—2030 年)》,至此形成了

"5+1+1"的体系。在这样的任务体系下,有着许多的具体任务,十年间,从试点到推开,再到全面建立,使得卫生医疗体系机制的发展逐渐适宜未来发展。

三、如何看待医改的任务和健康中国建设的关系问题

在研究了健康中国的特点和医改的任务之后,必须考虑和回答的一个问题就是,健康中国建设和医改是什么关系?

1. 这两个问题是有区别的,不能简单地混为一谈。首先,两者的目标不同。健康中国战略的目标是健康目标,是推动社会经济高质量发展,提升居民健康生活的质量,完善治理体系,提升治理能力,并最终推动社会经济的高质量、持续发展。而医改重点还是要解决医疗卫生领域中的体制性、机制性的问题。首先必须解决基本医疗的问题,解决"看病难""看病贵"的问题,再推动"以治疗为中心转向以健康为中心",这两个目标有所不同。

2. 针对的问题不同。健康中国战略,从诞生之初就是以健康为中心的。我们要按照国际社会公认的原则,世界卫生组织提出的健康决定模型,综合施策,最终的目标是"将健康政策融入所有政策"。既包含理论模型,又包含国际实践,同样也遵循了世界卫生组织的倡导。健康中国 2030 规划纲要中,广泛的涵盖到水、空气、土壤都纳入健康干预的范围,显然这些内容医改本身是难以解决的。医改在启动之初,整个体系主要针对"看病难""看病贵"问题,在"十三五"期间,虽然整个体系的目标层次进一步提升,但是主要面对的问题依旧是对卫生医疗领域当中存在的问题。医改的主要主体部门实际上是医疗、卫生为主线,所以至今,医疗的问题首先是把治病的问题解决好,然后再把治病与健康的问题相衔接。

3. 两者对象不同。从健康国家的建设来看,笔者对九届全球健康促进大会的报告文本进行了标准化的分析后发现,国际社会对健康促进领域的 60 个关注点中,社会经济因素占到了 42.7%,生物心理因素占到了 26.6%,生活习惯因素占到 16.5%,自然环境因素占到了 12%,医学因素占到了 2.3%。这一鲜明的例证说明,在健康领域,社会各界最为关心的并非医疗问题。但是医改,首先关注的一直是医疗卫生服务问题,这是一个显著的差异。

对象方面的另一个差异是,笔者曾对九届全球健康促进大会进行了文本分析,发现 5 个维度的历年关注度平均值为:社会经济因素占比为 42.7%,生物心理因素占比为 26.6%,生活习惯行为因素占比为 16.5%,自然环境因素占比为 12.0%,医学因素占比为 2.3%。事实上,从医学角度来看,大约有 60% 的健康因素与个人层面的因素有关。这种差别表明,虽然个人健康很大程度上取决于个体层面因素,但是要想解决健康问题,突破口、着力点、抓手依旧在于政府。政府借助公共政策,能够改善个体的工作、生活环境,而且这正是个人无能为力的。因此,从这个角度来说,健康的环境,只有政府能够打造,个人无力解决。

另一个对象问题,健康国家建设,工作的主要对象是全社会,只要把全社会组织动员起来,健康国家建设就会高质量,快速的推进。而医改的对象是什么?医改的对象是医务人员、相关部门,这些主体协调好了,问题就能解决了。

4. 两者方式方法不同。健康国家建设强调全社会多元主体,因此应当依靠治理的思路,树立共同的愿景,使用一整套机制设计,让方方面面主体参与其中,最终形成合力实现目标。而从医改来看,在目前条件下,党委和政府的力量是最为关键的。如果以社会为主导,党委和政府不动手、不出力,几乎没有实现可能。

综上所述,我们必须要注意两者之间的区别。分析两者的差距,是为了深入分析两者之间的关系。健康国家建设是目标,医改是手段,因此,不论是健康国家建设还是医改,目的都是要推动医疗模式的转型,提升健康水平,特别是提高居民的健康预期寿命,这就是两个体系之间最大的共同点。但是应当注意到,医改只是手段,不能为了医改而医改,是为了健康而进行改革。总而言之,医改是动力和手段,健康是目的。

就两者的紧迫程度和重要性来说,医改任务重要且急迫。医改关系到居民百姓的生命健康,和他们现实的需求密切相关,和每个人利益密切相关。医改关系到社会的基本稳定,必须马上解决,尽快解决。健康国家建设,发挥了长期的基础性的作用,短期内可能无法看到效果。但从中长期来看,能够通过提升健康素质实现慢性病控制,进而从根本上缓解了整个卫生服务体系和医改的压力,我国就可以出现慢性病防控的拐点,整个健康国家的建立也就更加顺利。

从技术资源来看,医改涉及的是整个健康领域的关键资源,而健康中国的目标才是两者的核心目标。健康国家建设需要有医疗领域外的非专业人士做工作,而医改涉及的主要是专业人士。如何把二者结合起来。首先要充分发挥专业人士的专业技术,也就是说,应该是抓住关键来推动核心目标的实现。另外,医改涉及的一些对象,是知识、技术产生的源头,是社会推广应用的平台,应当研究出能解决问题,促进健康的产品和服务的技术来。而全社会则是推广应用的关键,能够达到让全社会更多人了解,更多人知道的目标。与此同时,在健康国家建设当中,医改领域应该发挥带头作用,让各主体按照健康中国战略目标去行动,卫生医疗系统带头行动起来之后,再开展向社会系统普及、示范的工作。

总体来说,健康国家的建设和医改是相辅相成,既有区别又有联系。区别在于，两者不能通过同样的方式达到。但是，它们之间又有重要的联系。从联系角度来说，重点是要解决如何将两者结合才能实现最大程度协同的问题。医改应当千方百计做好带头作用，针对紧急的情况，要把医改的优先级放在解决群众急迫的问题上。而对一些战略性的问题要放在健康国家建设层面上，这样使健康国家战略的实施和医改的推进能够有机地结合，才能够使目标顺利完成。

第二节　展望："十四五"医改思路

如今已经到了五年医改交接棒之时，"十四五"医改的编制工作已经提上了工作日程。从既往五年医改规划的发展来看，"十二五"是典型的体制型改革，"十三五"则是混合型改革，其中，管理型成分多些。"十四五"时期，管理型成分会渐趋增多。医改工作的重点、方式方法，也应当随之改变。目前，系统性的研究工作正在进行，改革难点的推进思路，还有待进一步的推敲完善和验证。因此，此处所说的工作思路，并不是对"十四五"医改规划的建议，而是对笔者长期调研过程中发现的新情况、新问题进行的一些思考，与读者分享。

2019年6月，国家卫生健康委体制改革司梁万年司长在国务院政策例行吹风会上对《2019年深化医药卫生体制改革重点任务》进行了解读，提出应当在目前的体系基础上，实行供给侧结构性改革，完善服务体系；切实让体系以居民的健康需求为导向等五项创新。为了实现这些方面的目标，应当从如下方面着手：

第一个重点，在大的思想上，应当按照党和国家的方针路线去进行。从学科性角度，在指导思想上还要进一步充实和优化，以下重点讨论三个问题。

第一点，价值观的优先次序问题。在医疗、医改当中，应该树立公平第一，可及第二的优先顺序来推动工作。在改革开放初期，包括社会保障领域都提出了"效率优先，兼顾公平"的口号，但应当注意到当时的特殊时代背景。那时，我国社会刚从旧保守主义过渡而来，为了打破大锅饭，平均主义的思想，需要提出来效率第一的原则。但是，随着经济的发展，特别是在党的十九大以来，人们认识到包括医疗领域在内的社会福利事业，应当崇尚公平性的原则。因此，在医改中，应当将公平放在首位。即使在某些任务中，需要兼顾效率，但依旧应当将公平放在首位。事实上，公平和效率并不属于同一层面，但是，按照国际公认的观念，公平和可及两个概念应该是归属于同一层面。"十四五"期间医改的指导思想应该是公平第一，可及第二。具体的内涵是什么呢？现在所有民生领域都应当将公平放在首位，各界在这个问题上已经达到了较高的共识度。可及性应当放在第二位的判断，也许许多学者并不理解。公平是价值，可及是具体体现。也就是说，可及是实现价值的关键，要实现筹资能力、服务能力、服务对象的可及，这与公平连为一体，密不可分。因此，我们要重新认识，重新树立这些指导思想，坚持公平第一，可及第二，把可及和公平联系起来，结合起来去统筹思考，推动和落实各项医改工作。

第二点，质量第一，效率第二的原则。根据内部调研的结果，医疗领域和其他的领域不一样，质量是生命线，不能够用效率牺牲质量，必须摆正质量、安全、效率、速度的关系，这一点要牢固树立。过去受到经济领域的影响，民生领域也将把效率位置放得很高，实际上，过度强调效率，则会诱发很多问题，出现很多安全隐患。所以一定要树立质量第一，效率第二的原则，贯彻到整个行业的各项工作中，在制订工作计划，安排工作方针，包括匹配授权、财权、督察等方面。特别是国家卫生健康委组建以来，对质量问题看得很清，抓得很紧，并且做了大量的工作，笔者也有所参与。质量监管问题的确至关重要，应当让全社会都知道质量就是卫生医疗服务的生命线，在这个问题上，绝不允许因为效率而牺牲质量，这是一条不能逾越的底线。

第三点，医生和患者并重。这个原则需要在"十四五"期间重新确立，2009 年的新医改以来，各类政策多次强调要保障患者的利益，对医务人员，也提出了要不断提升待遇水平，提高工作获得感，这些努力已经取得了显著的进步。但也有不少专家学者对此表示担忧。患者的满意度这些年是稳步提升的，这和国家的有关政策投入和医务人员的工作投入比较匹配。然而，医务人员的获得感、职业满意度，实际上是偏低的，与患者获得感的提升是不同步的。这就给行业可持续发展带来了潜伏的危机，比较典型的是医务人员超负荷运转，工作压力剧增，并且健康状况愈渐愈下，他们的收入绝对数有所增加，但是和他们贡献和付出依旧不相称，尤其在基层，医务人员的收入低，工作环境差，"招不进人，留不住人"的现象非常普遍，特别到了乡镇和村的层面，已经出现了严重的"青黄不接"现象。

在这个背景下，国家正在着力推进薪酬制度改革，让医生有合理的回报，但从整体来看，还远远没有扭转局面。因此，在 2018 年，国务院转发医改工作要点的时候，第一次在指导思想中把重视医生的问题提了出来。一定要在全行业、全系统、全社会树立起医生和患者并重的理念。如果没有足够的高质量的医生，患者就无法享受到高质量、方便快捷的服务。当前的主要任务是，要将这门课补好、补齐。医生和患者是手心和手背的关系。可以想象，手心和手背只要有一方受到伤害，整只手都无法开展正常的活动。因此，一定要在"十四五"期间处理好这个关系，扭转医务人员获得感不强，人才供应不足的困局。

第二个重点,要高度重视医疗资源的总量和结构问题。我国卫生资源的总量构成是有问题的,主要是总量相对不足,这属于发展中难以避免的问题,但是相对总量来说,资源结构的问题更突出。从总量来说,卫生资源的比较,国际上习惯比较千人口医生数、护士数、床位数等指标,可以说明一些问题,但不能说明全部,因为各国的医疗体系不同。以医师数为例,截至 2018 年底,我国医师数量达到 360.7 万,但过度集中在大城市三甲医院,城乡的基层,特别是农村和偏远山区医师数量十分有限。2018 年,我国每千人口医师数为 2.59 人(德国、奥地利等发达国家超过 4 人),其中,农村每千人口医师数为 1.8 人,仅为城市的45%。门诊数以 2018 年 3 月全国门诊量为例,公立医院诊疗人次达到 3 亿次,而社区卫生服务中心和乡镇卫生院的诊疗人次只有 1.6 亿人次[①]。

在医生执业结构中,儿科、妇科、精神卫生科等科室缺口比较大。全国每年培养的儿科医生很多,实际上真正到儿科工作的却很少,出现"儿科慌",这个问题比较严重。目前中国儿科医师仅占医师总量的3.9%,每千名儿童只有 0.46 名医师,美国每千名儿童拥有的医生数为1.6 名,是中国每千名儿童拥有的医生数的 3.5 倍。相比我国每万人口外科医生 3.8 人及每万人口内科医生 2.2 人的配置水平,我国儿科人力资源亟须扩充[②]。我国儿科医师相比其他专科领域匮乏情况更严重,一是医学院校取消儿科学专业。从 1998 年开始,有关部门考虑到"专业划分过细,专业范围过窄",从而取消了全国各医学院校的儿科学专业,这就从源头上断绝了儿科医师的供应,以至于我国儿科人才长期严

---

① 2018 年中国卫生统计年鉴

② 胡文玲,王晓颖,金曦,罗荣,杜立燕. 中国儿科人力资源配置现状及公平性分析[J]. 中国公共卫生,2016,32(04):435-439.

重短缺。二是科研较少，晋升困难。儿科医师从事科研项目研究、发表科研论文、出版著作都要更加困难。没有这些，医师晋升职称就会有障碍。三是劳动量与收入不匹配，儿科医生的工作量平均是非儿科医生的 1.68 倍，而儿科医生的平均收入仅占非儿科医生的 46%。

在基层中还有一个比较突出的问题，乡村医生，截至 2014 年底，乡村医生共 98.6 万人，其中，45~54 岁的乡村医生占比达到了 20.6%，25~34 岁的乡村医生仅占比 13.9%[①]，人才队伍老化，缺乏新鲜血液，成为制约乡村医生发展的重要问题。从总体看，培养医学生不少，但是在医疗机构中就业的较少，在已经就业的医生中，一些专科和基础比例较低，同时，这些地方越缺乏吸引力，流失的越多。因此，卫生人力资源管理问题需要整体规划和设计，应作为"十四五"的一个重点领域加以研究解决。

第三个重点，在推动策略上，经过十年的医改探索，结合新的形势，要进一步去完善和优化，主要有以下几点：

第一，体制机制和管理服务并重。正如前文所述，医改的目标首先要解决重大体制、改革机制转变的问题，同时不能忽视加强管理、提高服务能力和质量的问题。任何一点的不协同、不配套都可能导致医改前功尽弃。老百姓从不反对医改，反对的是医改影响了医疗服务；医疗行业也是支持医改的，医务人员担心的是这些管理能不能到位，能不能去落实政策倡议。因此，在未来的推动策略上，应当坚持"四位一体"。体制机制问题解决的是外部管理问题。服务管理问题。解决的是医疗行业的内部管理问题，只有把这两个协同起来，统一起来，才能取得一个良好的效果。

---

① 齐慧颖，李瑞锋. 我国乡村医生队伍建设现状调查[J]. 医学与社会，2015，28（06）：33-35+40.

第二个推动策略是行动推进和机制推进并重的策略。自20世纪末开始,"三医联动"已经提出了约20年。在最初阶段,三医联动更多靠行动推进。在这一阶段,形成的实践经验是"一把手挂帅",分管领导同时分管医疗和医保,这样既能保证政策的顺利实施,也确实产生一些积极效果。在研究过程中发现,负责医改的地方领导深刻地影响了整个地方的后续工作,特别是一把手调整,对地方改革产生的影响是根本性的。基于此,应该研究三医联动的推动机制究竟是什么? 这应该被作为"十四五"要重点解决的问题来研究。如果只是实现了行动的联动,机制并没有真正联动,三医联动的效果注定是不可稳定、不可持续、因地而异的。这将会导致全国改革发展的程度不平衡,许多部门任务无法落实。而这是改革不愿意看到的。

第三个推动策略是行业组织改革与政府职能转变同步。先从几个重要的精神进一步去领会。其一,党的十九届四中全会提出了推进国家治理体系和治理能力现代化。在这个过程中,应当怎么样用具体的思路去推动改革。例如,许多目前属于部委的学会都要进行脱钩。那就涉及了一个重要的问题:如何既能保证行业的独立性又能保证其与政府之间的良好协同。脱钩,并不是最终的目的,而是要通过脱钩,真正发挥行业组织的职能和作用,在治理中发挥它应有的作用。

第四个重点,如何恰当的利用管理的思维和理念进行医改。

第一,管理的精华是在于闭环管理。闭环管理能有针对性地解决医改中的问题,例如,目前基层人才队伍存在"招不来,留不住"的问题。问题的根本在哪里? 根据笔者团队在乡镇卫生院和村医层面进行的调研发现,许多地方由于体制改革,不能全面培养本科医生,乡镇医院和村医没有了稳定的供应地,就没有了后续力量。从城市毕业的本科以上医学人才,又大多不愿意前往乡镇以下就业。其次,虽然用人单位是乡镇医疗机构,但是招聘却必须按照人事部门的标准进行。有些地方只允许拥有本科以上学历的求职者报考,然而,满足这样条件的人往往不会前往乡镇工作,即使暂时去了乡镇,也不可能长期留下来。也就是说,各环节的管理处于脱节的状态。

从全国总量情况来看,每年医学院都培养了大量毕业生,有60万~80万,但是每年真正进入医疗行业工作的,仅有8万~10万。这样的差距说明,大量中间环节脱节。整个教育、卫生系统花费了巨大的资源进行卫生人才的培养,但事实上却未能看到他们成为真正的医务人员,造成了巨大的浪费。在医科类院校、专业目录设置、学位管理、招聘条件、招聘程序、医疗服务、住院医师规范化培训,再到留人用人,都应作一个闭环进行管理。只有这样,才能及时发现问题,进行调整。只要形成完整的链条,才能解决当下突出的问题。

第二,关于持续改进的问题。目前,全国的三级医疗机构已经开始统一地进行绩效评价,这是一个非常好的开端,二级医院的绩效管理也正在开展。首先应该明确绩效管理的目的。即引领激励全行业持续改进工作中存在的问题。在考评的问题上,应当考虑地域性的、历史性的因素;要考虑不同学科的因素,考虑各领域的发展情况,看增长值,而非绝对值。当然,发展值往往比绝对值更难观测。这样的绩效考核才能够真正起到指挥棒、风向标的作用。绩效考核的最终目的,应当是推动医疗服务的同质化进程,推动各地的医疗资源配置的均等化,推动整个行业的健康发展。

第三,是管理政策的反应性问题。反应性指标在过去的国际组织中已有包含,指的是对群众非卫生需求的满足程度,包括其感受到的尊重、隐私等。此处提出的反应性,指的是如何根据现在工作中出现的问题,及时地调整管理层面、落地层面的细节问题,使得整个管理举措顺利落地,这才是转型的目的。

一个典型的例子是,在调研中发现,有的地区工作经费出现结构性的失衡问题。例如,下级经费管理规范严格,上级医院医生前往乡镇卫生院或村卫生室开展进行技术指导、参与健康促进工作,工作经费可以发放,但餐费却不能报销。这就意味着,下乡的医务人员必须自己出钱就餐或设法报销。长此以往,积极性必然受损。另一个例子是,在公共卫生服务当中,财政承担了一些大型设备的购置经费,但是小型设备却不负责。然而,往往小型设备才是患者急需的。这就反映出一些政策之间没有很好的反应性,该解决的问题迟迟得不到解决。

财务问题也是当前反映强烈的问题。事实上,许多地方的财务制度都是脱离了现实业务需求的。业务上特别需要的事项,财务却无法提供支持,最终导致业务夭折。另外,纪律检查的日益严格,使得部分单位畏首畏尾,止步不前。这些都反映出整个卫生管理体系的反应性不佳,导致工作效率低下,大量的时间投入未能产生应有的效果,亟待反思和改进。

最后一个重点是法制化的问题。经过十年医改,我国在卫生法律法规的建设方面大为发展,例如《基本医疗卫生法》的修订。第一,在条件成熟时,一定要进行立法。第二,当前,关于卫生法律法规,缺乏共识和现实基础,尚未能较好地平衡原则性与实践性之间的矛盾。第三,这样的情况下,应当将观点聚焦于投资和待遇。应当使得重点问题相关工作能够遵循一定的程序展开。因此,不必急于立法,而是研究如何使用法制化的手段,妥善解决重点问题,最终使得医疗卫生事业走上健康以及可持续发展的道路。

第三节 沉思：时间也是
医改的重要维度

前文分析了"十二五""十三五"以及"十四五"的医改工作，实际上正是这些政策实践逐渐筑就了改革的历史。但事实上，目前学界本身对时间缺乏研究，因此，在此想与各位读者分享一个观点：时间也是一个重要维度。

改革开放之初，曾有一个著名的论断：实践是检验真理的标准，正是这一论断成就了思想的大解放。党的十八大以来，习近平总书记对党的理论创新和实践创新问题也作过多次重要论述，指出："我们党之所以能够历经考验磨难无往而不胜，关键就在于不断进行实践创新和理论创新""把坚持马克思主义和发展马克思主义统一起来，结合新的实践不断作出新的理论创造，这是马克思主义永葆生机活力的奥妙所在"。今天，笔者希望提出时间也是医改重要的维度，这对医改的成效、医改工作的布局、医改事业的发展，也是至关重要的。以下将从几个方面来阐述时间和医改的关系。

第一，要区分不同的阶段，抓住阶段的主要特征，解决主要的矛盾。在党的历史上，每个重要的历史时期都对党面临的阶段性的历史任务以及社会的矛盾进行了精辟的分析。从最早党的一大界定中国社会的矛盾是半封建半殖民地的矛盾开始，再到新中国成立后党的八大确定的主要矛盾是落后的生产同人民群众日益增长的物质文化需求的矛盾，再到党的十九大报告提出来的当前发展的不充分、不平衡同人民群众对美好生活需求的矛盾。这些实际上就是党在历史上抓住的阶段特征，抓住的主要矛盾，卓有成效地领导革命和建设的典范。现在用医改周期来分析"十二五"和"十三五"医改以及谋划"十四五",实际上也是从根本上来认识和解决它的阶段特征和主要矛盾,从这个角度来说,"十二五"时期,重点是建立制度和体制机制改革,"十三五"时期是在"十二五"基础上,增加新的改革内容,同时又对一些改革进行拓展和延伸,体现出体制型改革与管理型改革相结合的综合型改革特点。到"十四五"时期,综合型改革管理的因素越来越多,所以相应的体系和主体也应当与时俱进,预测未来的阶段特征,历史的变化。用新的方位,根据新的问题,思考新的对策,切不可简单沿用"十二五"和"十三五"的措施。

第二,要尊重卫生事业改革发展的规律,深入地理解时间的规律,切莫轻视甚至忽视时间对医改以及社会经济发展的影响。当前,医改领域也存在着对时间的不正确认知:

1. 时间剥夺。医疗单位是事业单位,目前没有相应的法规,像企业的《劳动法》一样去保护其职工。医疗机构无休止的加班,对医生产生了时间剥夺。时间的剥夺导致了什么问题?其一,工作效率低下,负荷过重,甚至导致了不少医务人员过劳死的事件,同时也加剧了医患关系的紧张。这启示整个卫生体系,应当尊重规律,保障劳动者的时间权益。剥夺时间的行为意味着工作质量大打折扣,后患无穷。

2. 时间歧视。管理方对被管理方,服务方对被服务方总是存在着时间歧视。管理者只从自己方便出发,为自己节约时间,而不顾及被管理者的时间。经常看到新闻报道中,国外的警察在高速路上追问题车辆,而国内的警察经常在高速路上和城市主干道上设置锥桶拦车。为什么会出现这个现象?这就是时间歧视。把路上的所有车拦下来,方便了警察,但事实上耽误了大量路人的时间,并没有尊重被管理方的时间。从医疗机构这个角度也是,在未来服务流程的再造中,应当尊重被管理方和被服务方的时间,避免让患者和被管理者"跑断腿"的情况。虽然近年来,医疗领域的流程再造已经有了很大的进展,但依旧有很多环节和细节存在严重的时间歧视,应当尽力改善。

3. 时间争夺。时间的争夺典型表现的是每个机构,每个人员的工作时间都是有限的,那如何调整工作核心任务就成为了核心的问题。"上边千条线,下面一根针",特别是在基层医疗机构当中,存在着严重的时间争夺问题,哪个部门给的经费多,谁施加的压力大,基层就把时间和注意力转移到哪里,但可能并不是真正的优先级。

4. 时间"跃进"。医改领域的工作,总是"时间紧,任务重",不少改革任务作为政治任务向下层层传导,有时忽视了改革本身必要的时间周期,进而滋生了严重的形式主义,导致部分举措落实不到位。因此,在未来布置改革任务时,一定要根据时间情况,尊重改革和事物发展的本身规律,避免大干快上,坚持质量第一。

从根本上来说,对时间的认知如果从意识形态来讲,是左和右的关系。太急于求成,什么事要立竿见影,马上见效,那往往就是有左的苗头;有的时候过于保守,总觉得这个事无法完成,总是拖一拖,再等一等,是右的倾向。摆脱左右摇摆的情况,就要求真正地尊重时间规律,尊重科学。

第三,关于科学把握医改和医疗任务当中的发展周期或者阶段的问题。从新医改以来,医保方面的改革取得了良好的评价。医保增量改革实际上是相对容易的,从无到有容易,但从有到好,却比较困难,从好到优则更为困难。培养合格的基层医学人才也十分困难。在建设周期之初,主要进行了硬件方面的完善,但人才培养并没有跟上。现在,又由于人才培养周期的问题,出现了无人可用的局面。这暴露出未能尊重教育发展规律的问题,并没有认真研究人、财、物之间的匹配问题。

未来,应当尽量避免此类问题,妥善处理遗留问题。

另外,要科学利用时间,进行精细化管理。马克思说,一切节约归根到底都是时间的节约。近年来,卫生主管部门推行的预约挂号,精细化服务等举措,的确提高了服务效率、改善了服务体验。曾经大医院人满为患,预约举措使得分时段的预约成为可能,很好地缓解了这个问题。但在许多事情上,依旧存在漠视被服务者时间的问题,甚至认为被服务者等待是理所当然。实际上这是社会巨大的浪费,因此要将精细化科学管理纳入管理的流程中。在国外一些国家,普通公交车到站误差不会超过一分钟,并且将到站的时间提前一年进行公布,甚至可以使用地铁校正手表。而在我国的许多服务行业中,误差甚至以小时计。科学利用时间,也是需要解决的问题。

此处,笔者想引用马克思的一个总结,来深化读者对本节的理解:"在这种伟大的发展中,20 年等于一天,虽然以后可能又会有一天等于 20 年的时期"。马克思提出,时间是辩证的,想要实现从量变到质变,就要努力去争取,需要默默地耕耘,需要以工匠之精神认真打造,认真打磨。这样,在机会来临时,才能够抓住机遇,实现一天等于 20 年的飞跃。

在当前的改革中,前期"十二五"为"十三五"为"十四五"的发展打下了很好的基础。这些深厚的前期积累,会使得部分工作到达质的飞跃的临界点。如果能够超越临界点,便能够乘势而上,取得决定性的成果。否则,就可能功亏一篑。新医改的十年之间,我国的整个卫生事业发展已经取得了举世瞩目的成绩,但是,如何巩固、如何发展、如何提高,如何将精细化管理的思想和方法纳入医改之中,要求专家学者和政府部门共同研究规律,把握力度、节奏,让医改的航船不搁浅,不触礁,不管遇到多少挫折,都能够沿着既定的目标,乘风破浪、奋勇向前。正像习近平总书记在《习近平谈治国理政》中指出的那样，"要真正做到一张好的蓝图一干到底，切实干出成效来。我们要有钉钉子的精神，钉钉子往往不是一锤子就能钉好的，而是要一锤一锤接着敲，直到把钉子钉实钉牢，钉牢一颗再钉下一颗，不断钉下去，必然大有成效。"医改一直在路上，需要发扬"钉钉子的精神"，来落实，来推动，实现可持续的创新发展。

附 录

附录一

新医改以来我国主要
改革文件梳理

序号	文件名称	发文部门	文号	发文时间
1	中共中央国务院关于印发《中共中央国务院关于深化医药卫生体制改革的意见》	中共中央国务院	中发〔2009〕6号	200904
2	国务院关于印发《医药卫生体制改革近期重点实施方案(2009—2011年)》	国务院	国发〔2009〕12号	200904
3	国务院关于印发《国务院关于扶持和促进中医药事业发展的若干意见》	国务院	国发〔2009〕22号	200905
4	国务院办公厅关于印发《医药卫生体制改革五项重点改革2009年工作安排》	国务院办公厅	国办函〔2009〕75号	200907
5	国务院办公厅关于印发《医药卫生体制改革五项重点改革2010年度主要工作安排》	国务院办公厅	国办函〔2010〕67号	201004
6	国务院办公厅关于印发《建立和规范政府办基层医疗卫生机构基本药物采购机制指导意见》	国务院办公厅	国办发〔2010〕56号	201011

续表

序号	文件名称	发文部门	文号	发文时间
7	国务院办公厅关于转发《关于进一步鼓励和引导社会资本举办医疗机构意见》的通知	发展改革委、卫生部、财政部等	国办发〔2010〕58号	201011
8	国务院办公厅关于印发《关于建立健全基层医疗卫生机构补偿机制的意见》	国务院办公厅	国办发〔2010〕62号	201012
9	国务院办公厅关于印发《医药卫生体制改革五项重点改革 2011 年度主要工作安排》	国务院办公厅	国办发〔2011〕8号	201102
10	国务院办公厅关于印发《2011 年公立医院改革试点工作安排》	国务院办公厅	国办发〔2011〕10号	201102
11	中共中央关于印发《关于分类推进事业单位改革的指导意见》	中共中央	中发〔2011〕5号	201103
12	国务院关于印发《关于建立全科医生制度的指导意见》	国务院	国发〔2011〕23号	201107
13	国务院办公厅关于印发《关于进一步加强乡村医生队伍建设的指导意见》	国务院办公厅	国办发〔2011〕31号	201107
14	国务院办公厅关于印发《关于清理化解基层医疗卫生机构债务意见》的通知	国务院办公厅	国办发〔2011〕32号	201107
15	国务院办公厅关于印发《关于印发分类推进事业单位改革配套文件》的通知	国务院办公厅	国办发〔2011〕37号	201107
16	中共中办公厅关于印发《关于进一步深化事业单位人事制度改革的意见》	中共中央办公厅	中办发〔2011〕28号	201108
17	国务院关于印发《国家药品安全"十二五"规划》	国务院	国发〔2012〕5号	201202
18	国务院关于印发《"十二五"期间深化医药卫生体制改革规划暨实施方案》的通知	国务院	国发〔2012〕11号	201203
19	国务院印发《国务院关于批转社会保障"十二五"规划纲要》的通知	国务院	国发〔2012〕17号	201206

续表

序号	文件名称	发文部门	文号	发文时间
20	国务院关于印发《卫生事业发展"十二五"规划》的通知	国务院	国发〔2012〕57号	201210
21	国务院办公厅关于印发《关于巩固完善基本药物制度和基层运行新机制的意见》	国务院办公厅	国办发〔2013〕14号	201302
22	国务院办公厅关于印发《关于建立疾病应急救助制度的指导意见》	国务院办公厅	国办发〔2013〕15号	201302
23	国务院办公厅关于印发《深化医药卫生体制改革2013年主要工作安排》的通知	国务院办公厅	国办发〔2013〕80号	201307
24	国务院关于印发《关于促进健康服务业发展的若干意见》	国务院	国发〔2013〕40号	201309
25	中共中央关于印发《关于调整完善生育政策的意见》	中共中央	中发〔2013〕15号	201312
26	国务院办公厅关于印发《深化医药卫生体制改革2014年重点工作任务》的通知	国务院办公厅	国办发〔2014〕24号	201405
27	国务院办公厅关于印发《进一步加强食品药品监管体系建设有关事项》的通知	国务院办公厅	国办发〔2014〕17号	201410
28	国务院办公厅关于印发《加快发展商业健康保险的若干意见》	国务院办公厅	国办发〔2014〕50号	201411
29	国务院办公厅关于印发《进一步加强乡村医生队伍建设的实施意见》	国务院办公厅	国办发〔2015〕13号	201503
30	国务院办公厅关于印发《全国医疗卫生服务体系规划纲要(2015—2020年)》的通知	国务院办公厅	国办发〔2015〕14号	201503
31	国务院办公厅关于转发工业和信息化部等部门《中药材保护和发展规划(2015—2020年)》的通知	国务院办公厅	国办发〔2015〕27号	201504
32	国务院办公厅转发民政部等部门关于《进一步完善医疗救助制度全面开展重特大疾病医疗救助工作意见》的通知	国务院办公厅	国办发〔2015〕30号	201504

续表

序号	文件名称	发文部门	文号	发文时间
33	国务院办公厅关于印发《全面推开县级公立医院综合改革的实施意见》	国务院办公厅	国办发〔2015〕33号	201504
34	国务院办公厅关于印发《中医药健康服务发展规划(2015—2020年)》的通知	国务院办公厅	国办发〔2015〕32号	201505
35	国务院办公厅关于印发《深化医药卫生体制改革2014年工作总结和2015年重点工作任务》的通知*	国务院办公厅	国办发〔2015〕34号	201505
36	国务院办公厅《关于城市公立医院综合改革试点的指导意见》	国务院办公厅	国办发〔2015〕38号	201505
37	国务院办公厅印发《关于促进社会办医加快发展若干政策措施》的通知	国务院办公厅	国办发〔2015〕45号	201506
38	国务院办公厅《关于全面实施城乡居民大病保险的意见》	国务院办公厅	国办发〔2015〕57号	201507
39	国务院《关于改革药品医疗器械审评审批制度的意见》	国务院	国发〔2015〕44号	201508
40	国务院办公厅《关于推进分级诊疗制度建设的指导意见》*	国务院办公厅	国办发〔2015〕70号	201509
41	国务院办公厅转发卫生计生委等部门《关于推进医疗卫生与养老服务相结合指导意见》	国务院办公厅	国办发〔2015〕84号	201511
42	国务院《关于整合城乡居民基本医疗保险制度的意见》	国务院	国发〔2016〕3号	201601
43	国务院关于印发《中医药发展战略规划纲要(2016—2030年)》的通知	国务院	国发〔2016〕15号	201602
44	国务院办公厅《关于开展仿制药质量和疗效一致性评价的意见》	国务院办公厅	国办发〔2016〕8号	201603
45	国务院办公厅《关于促进和规范健康医疗大数据应用发展的指导意见》	国务院办公厅	国办发〔2016〕47号	201604

续表

序号	文件名称	发文部门	文号	发文时间
46	《国务院深化医药卫生体制改革领导小组关于增加上海等 7 省(区、市)开展综合医改试点的函》	国务院深化医改领导小组	国医改〔2016〕1 号	201605
47	国务院关于印发《国务院关于同意建立国务院中医药工作部际联席会议制度的批复》	国务院	国函〔2016〕146 号	201608
48	国务院办公厅关于印发《国务院办公厅关于调整国务院深化医药卫生体制改革领导小组组成人员的通知》	国务院办公厅	国办发〔2016〕75 号	201610
49	中共中央办公厅 国务院办公厅转发《国务院深化医药卫生体制改革 领导小组关于进一步推广深化医药卫生体制改革经验的若干意见》	中共中央办公厅 国务院办公厅	厅字〔2016〕36 号	201611
50	国务院办公厅关于印发《深化医药卫生体制改革 2016 年重点工作任务》的通知 *	国务院办公厅	国办发〔2016〕26 号	201611
51	国务院深化医药卫生体制改革领导小组关于印发《深化医药卫生体制 改革典型案例》的通知	国务院深化医改领导小组	国医改发〔2016〕3 号	201612
52	国务院关于印发《"十三五"卫生与健康规划》的通知	国务院	国发〔2016〕77 号	201701
53	国务院关于印发《"十三五"深化医药卫生体制改革规划》的通知 *	国务院办公厅	国发〔2016〕78 号	201701
54	中共中央办公厅　国务院办公厅印发《关于促进移动互联网健康有序发展的意见》	中共中央办公厅 国务院办公厅		201701
55	《国务院办公厅关于同意建立加快发展康复辅助器具产业部际联席会议制度的函》	国务院办公厅	国办函〔2017〕10 号	201701
56	国务院办公厅关于印发《国家职业病防治规划(2016—2020 年)》的通知	国务院办公厅	国办发〔2016〕100 号	201701

续表

序号	文件名称	发文部门	文号	发文时间
57	国务院关于印发《国家人口发展规划(2016—2030 年)》的通知	国务院	国发〔2016〕87 号	201701
58	国务院办公厅关于印发《中国防治慢性病中长期规划(2017—2025 年)》的通知	国务院办公厅	国办发〔2017〕12 号	201702
59	国务院办公厅《关于进一步改革完善药品生产流通使用政策的若干意见》	国务院办公厅	国办发〔2017〕13 号	201702
60	国务院办公厅关于印发《生育保险和职工基本医疗保险合并实施试点方案》的通知	国务院办公厅	国办发〔2017〕6 号	201702
61	国务院办公厅《关于进一步加强疫苗流通和预防接种管理工作的意见》	国务院办公厅	国办发〔2017〕5 号	201702
62	国务院办公厅关于印发《中国遏制与防治艾滋病"十三五"行动计划》的通知	国务院办公厅	国办发〔2017〕8 号	201702
63	国务院办公厅关于印发《"十三五"全国结核病防治规划》的通知	国务院办公厅	国办发〔2017〕16 号	201702
64	国务院关于印发《"十三五"国家食品安全规划和"十三五"国家药品安全规划》的通知	国务院	国发〔2017〕12 号	201702
65	国务院办公厅《关于推进医疗联合体建设和发展的指导意见》	国务院办公厅	国办发〔2017〕32 号	201704
66	国务院关于修改《医疗器械监督管理条例》的决定	国务院	国令第 680 号	201705
67	国务院办公厅关于印发《深化医药卫生体制改革 2017 年重点工作任务》的通知 *	国务院办公厅	国办发〔2017〕37 号	201705
68	国务院办公厅《关于支持社会力量提供多层次多样化医疗服务的意见》	国务院办公厅	国办发〔2017〕44 号	201705
69	国务院办公厅《关于进一步深化基本医疗保险支付方式改革的指导意见》	国务院办公厅	国办发〔2017〕55 号	201706

续表

序号	文件名称	发文部门	文号	发文时间
70	国务院办公厅《关于建立现代医院管理制度的指导意见》*	国务院办公厅	国办发〔2017〕67 号	201707
71	国务院办公厅《关于深化医教协同进一步推进医学教育改革与发展的意见》	国务院办公厅	国办发〔2017〕63 号	201707
72	国务院办公厅《关于加快发展商业养老保险的若干意见》	国务院办公厅	国办发〔2017〕59 号	201707
73	国务院办公厅关于印发《国民营养计划（2017—2030 年)》的通知	国务院办公厅	国办发〔2017〕60 号	201707
74	中共中央办公厅 国务院办公厅印发《关于深化审评审批制度改革鼓励药品医疗器械创新的意见》	中共中央办公厅 国务院办公厅		201710
75	《国务院关于同意设立"中国医师节"的批复》	国务院	国函〔2017〕136 号	201711
76	国务院办公厅《关于改革完善全科医生培养与使用激励机制的意见》	国务院办公厅	国办发〔2018〕3 号	201801
77	国务院办公厅《关于改革完善仿制药供应保障及使用政策的意见》	国务院办公厅	国办发〔2018〕20 号	201804
78	国务院办公厅《关于促进"互联网＋医疗健康"发展的意见》	国务院办公厅	国办发〔2018〕26 号	201804
79	国务院关于在海南博鳌乐城国际医疗旅游先行区暂停实施《医疗器械监督管理条例》有关规定的决定	国务院	国发〔2018〕10 号	201804
80	中共中央办公厅印发《关于加强公立医院党的建设工作的意见》	中共中央办公厅		201806

续表

序号	文件名称	发文部门	文号	发文时间
81	国务院办公厅关于《调整国务院防治艾滋病工作委员会组成人员》的通知	国务院办公厅	国办发〔2018〕44 号	201806
82	国务院办公厅关于《调整国务院深化医药卫生体制改革领导小组组成人员》的通知	国务院办公厅	国办发〔2018〕56 号	201807
83	国务院办公厅《关于改革完善医疗卫生行业综合监管制度的指导意见》*	国务院办公厅	国办发〔2018〕63 号	201808
84	国务院办公厅关于印发《医疗卫生领域中央与地方财政事权和支出责任划分改革方案》的通知	国务院办公厅	国办发〔2018〕67 号	201808
85	《医疗纠纷预防和处理条例》	国务院	国令第 701 号	201808
86	国务院办公厅关于印发《深化医药卫生体制改革 2018 年下半年重点工作任务》的通知 *	国务院办公厅	国办发〔2018〕83 号	201808
87	国务院办公厅《关于完善国家基本药物制度的意见》	国务院办公厅	国办发〔2018〕88 号	201809
88	国务院办公厅关于《调整全国爱国卫生运动委员会组成人员》的通知	国务院办公厅	国办发〔2018〕102 号	201810
89	国务院关于在海南博鳌乐城国际医疗旅游先行区暂时调整实施《中华人民共和国药品管理法实施条例》有关规定的决定	国务院	国发〔2018〕43 号	201812
90	国务院办公厅印发《关于加强三级公立医院绩效考核工作的意见》	国务院办公厅	国办发〔2019〕4 号	201901
91	国务院办公厅关于印发《国家组织药品集中采购和使用试点方案》的通知	国务院办公厅	国办发〔2019〕2 号	201901

序号	文件名称	发文部门	文号	发文时间
92	国务院办公厅关于印发《关于全面推进生育保险和职工基本医疗保险合并实施的意见》	国务院办公厅	国办发〔2019〕10 号	201903
93	《国务院深化医药卫生体制改革领导小组关于成立第三届专家咨询委员会的通知》	国务院医改领导小组	国医改发〔2019〕1 号	201905
94	国务院办公厅关于印发《深化医药卫生体制改革 2019 年重点工作任务》的通知 *	国务院办公厅	国办发〔2019〕28 号	201906
95	国务院办公厅关于印发《治理高值医用耗材改革方案》的通知	国务院办公厅	国办发〔2019〕37 号	201907
96	《国务院办公厅关于成立健康中国行动推进委员会的通知》	国务院办公厅	国办函〔2019〕59 号	201907
97	国务院办公厅关于印发《健康中国行动组织实施和考核方案》的通知	国务院办公厅	国办发〔2019〕32 号	201907
98	国务院关于印发《国务院关于实施健康中国行动的意见》	国务院	国发〔2019〕13 号	201907
99	国务院办公厅《关于建立职业化专业化药品检查员队伍的意见》	国务院办公厅	国办发〔2019〕36 号	201907
100	国务院办公厅《关于促进全民健身和体育消费推动体育产业高质量发展的意见》	国务院办公厅	国办发〔2019〕43 号	201909
101	国务院办公厅关于印发《体育强国建设纲要》的通知	国务院办公厅	国办发〔2019〕40 号	201909
102	国务院办公厅《关于进一步做好短缺药品保供稳价工作的意见》	国务院办公厅	国办发〔2019〕47 号	201910
103	《中共中央　国务院关于促进中医药传承创新发展的意见》	中共中央国务院		201910

序号	文件名称	发文部门	文号	发文时间
104	《国务院深化医药卫生体制改革领导小组关于进一步推广福建省和三明市深化医药卫生体制改革经验的通知》	国务院医改领导小组	国医改发〔2019〕2号	201911
105	《关于以药品集中采购和使用为突破口进一步深化医药卫生体制改革的若干政策措施》*	国务院医改领导小组	国医改发〔2019〕3号	201912

注:文件名后加星号的为笔者进行过专门解读的政策,具体解读见附录二。

附录二

若干医改重大政策解读原文

2009 年

专家王虎峰解读新医改：
中国网访谈——新医改方案的划时代意义

（来源：中国网）

1. 构筑一个人人享有的全民福利制度。

主持人：各位朋友，大家好，欢迎来到中国网，这里是正在直播的"中国访谈·世界对话"。新医改方案经过两年多的酝酿终于出台了，这是和老百姓密切相关的大事，所以它必然获得极高的关注。新医改"新"

在哪里？改什么？怎么改？未来如何预防？如何看病？如何吃药？老
百姓又能从新医改中得到哪些具体实惠呢？今天我们邀请到相关专家
为大家解读。为您介绍今天的嘉宾：中国人民大学医改研究中心主任
王虎峰先生。王教授，您好！

王虎峰：您好，各位网友，大家好！

主持人：欢迎您来到节目做客。新医改一出台我就在网上搜索了
一下，发现大家对新医改方案出台有两种评价：一种评价是说我们进入
了一种全民医保时代，还有一种评价是说这是我国医疗卫生事业划时
代的里程碑。不知道作为专家，您怎么看待这两种评价？

王虎峰：我也注意到，新医改方案出台以来，大家都纷纷评价它，这
显示出新医改方案很高的公众关注度。刚才您讲到有两种评价，一种
说是全民医保时代，一种说是医疗卫生事业发展的里程碑。我觉得这
两种说法都有一定道理，但是作为专家我也有个人的看法。我认为"全
民医保时代"讲小了。为什么这样说呢？因为这一轮的改革方案中很
明确地涵盖了四大体系。也就是说，医保只是四大体系当中的一部分，
在新医改方案中还有很多其他的内容，所以我认为仅仅说"全民医保"
是讲小了。有人说这是"医疗卫生事业发展的里程碑"，我认为这样说
是讲早了，因为虽然新医改方案已经公布了，但是它究竟能不能作为一
个里程碑，我觉得还有待于去实践，去检验。我更倾向于认为"这是具
有划时代意义的，标志构筑人人享有全民福利时代的开始"。为什么我
提了这个观点呢？我认为从这个方案开始，改写了中国在社会保障和
社会福利只重视单位职工，只重视一些有经济收入人群的保障项目的
历史。从新医改方案开始，强调"人人享有"，强调"覆盖城乡居民"，从
历史上来说这是第一次。可以说，新医改方案的划时代意义在于构筑
一个人人享有全民福利的制度。当然，这种制度现在正开始构筑，但并

不意味已经构筑成功,也不意味构筑已经结束。

2. 新医改方案——目标新、框架体系新、政府定位新、组织方式新。

主持人:您开篇的定义和介绍让我对下面的访谈内容充满了期待。在节目之前和您沟通的时候,知道您一直都很忙。我想您最近虽然很忙,但是您也非常开心,和新医改方案公布有关。请您站在专家的角度为我们分析一下,这次的新医改方案都涵盖了哪些亮点呢?

王虎峰:作为一名长期跟踪、研究并且参与了医改方案的提交和交流的学者来说,最高兴的事情莫过于看到新医改方案这个阶段性的成果出来了。这个阶段性成果出来以后,不同的人站在不同的角度能看到他眼中不同的闪光点。下面我从一个学者的角度,对新医改方案的新亮点进行概括。第一点,目标新。这是新医改方案最大的亮点。和以往的改革相比较,特别是和 1997 年的医改相比较,我们会发现这一次的改革设定的总体目标十分明确。那就是到 2020 年,覆盖城乡居民的基本医疗卫生制度基本建立。这种提法让我们感觉到一个"人人享有基本医疗卫生"的时代已经真正开始来临。在总体目标之下,具体指标也同样得到重视。比如说,新医改方案中已经明确未来几年中央和地方财政在城乡居民中进行补助,比如,2010 年财政对城镇居民医保和新农合标准提高到每人每年 120 元;又比如说,人均公共卫生经费到 2011 年不低于 20 元。还有,明确政府卫生投入的增长速度要高于经常性财政支出的增长速度。以上具体指标在以前的方案中是没有的。以前我们虽然也提及公平,但特别重视效率。我们经常提及"公平和效率结合",甚至有时候提及"公平和效率结合,但是效率优先"。这里面存在着这样的问题,社会保障项目本身可以调节收入差距,调节贫富不均,目标是调节公平度。强调效率导致不但在初次分配上的收入差距拉大,而且在社会保障项目上的差距也拉得越来越远了。有的人被保障得不错,有的人有保障,有的人根本没有任何保障。新医改方案中特别强调了公共卫生服务均等化,人人享有基本的医疗保障项目。我觉得这些是从来没有的,这是具有里程碑意义的,或者说是具有划时代意义的,因为它突出强调了人人公平。第二点,框架体系新。这也是在许多年改革,特别是医疗领域的改革和反复探索的基础上,总结了过去正、反两方面的经验得来的。1998 年国务院出台《关于建立城镇职工基本医疗保险制度的决定》的 44 号文件,主要面向国有企业职工,目的是解决公费医疗和劳保医疗问题。后来,认识到单独搞医保行不通,因此提出"三改"并举,但是只是提到"三改",并没有很清晰地勾画它的内涵和外延,特别是当时对公共卫生和医疗的特殊性质认识很模糊,所以当时把医疗和卫生放在一起,这里面产生了很多问题。后来,卫生主管部门于 2007 年提出建立"四项基本制度",我觉得这并没有完全概括改革的范畴和内容。这次新医改方案提出四个体系:公共卫生体系、医疗服务体系、药品保障体系和医疗保障体系。四个体系真正地勾勒出适合我国国情的医改内容和范畴,使得医改的内容和范畴变得相当清晰,也相当明确。第三点,政府定位新。以前在文件当中从来没有明确论述政府和市场的定位,没有说清楚政府究竟管什么,市场究竟管什么。在新医改方案中我们能看到政府责任的明确,即政府要尽责,特别是在财政方面,政府要给老百姓出钱,给弱势群体出钱,给政府雇员出钱,在新医改方案中,这些政府责任说明得很清楚。从责任划分的角度来讲,改革开放以后,用人单位和个人的责任"越划越细",因为以往没有劳动合同,以往的劳动合同中也没有规定工资待遇和休假,但现在关于这些的说明越来越细。但是,政府对公民,政府对居民,政府对劳动者,政府对职工的责任却淡化了,政府责任并没有划分清楚,甚至政府责任被"一股脑"地推给市场。新医改方案中很明确指出,政府需要承担的责任,它一定要承担,当然也有一些责任是政府可承担也可不承担的。最后一点,组织形式新。这一轮的卫生医疗体制改革的过程是公开的。在起草新医改方案的前期,国内外的一些独立研究机构也被邀请参与医改方案的具体研究,并提供医改的建议方案。在这个过程中,我作为中国人民大学第八套医改方案的主持人,也有自己很深的感受。后来,在征求意见的时候,政府部门开门纳谏,通过各种渠道收集民间智慧和意见,这种力度和范围是前所未有的。这样的决策程序和机制有利于促进医改公共决策的民主化和科学化。

3. 不同群体不同设计,不同阶层共享新医改切实实惠。

主持人:我们看到了新医改方案中这么多可喜的亮点。可能有很多正在收看节目的网友想问问王教授,老百姓能从新医改当中得到哪些实惠呢? 请您讲一下。

王虎峰:新改革方案中的一条突出指导思想,就是把解决当前突出问题和解决长远问题结合起来,把长期目标和短期目标结合起来。大家很快就可以看到眼前的一些问题得到解决。那么从明确的政策中可以看到哪些人能够直接受益呢? 首先,对城乡居民来说,中央和地方财政给予财政补助,让他们能够参加医疗保险。这是看得见、摸得到的,并且能够在很短的时间内落实到位。其次,即使参加了基本医疗保险仍不足以解决问题怎么办? 新医改方案中又明确提到"完善城乡医疗救助制度"和"覆盖到全国所有困难家庭"等,这又给许多人增添了一层保障机制。还有,也许有人说"我可能不得病,我是不是也可以受益？"从新医改方案中我们可以知道,政府部门马上会增加人均卫生费用的财政投入,比如说各级财政拨款给基层的医疗服务机构或者卫生机构,例如社区的卫生机构和农村的村卫生室。这些财政投入用于健康教育、疾病预防、计划生育等工作。这些工作是为了"有病治病,无病防病",人人都可以从中受惠。可以说,新方案的含金量比较高,老百姓享受的实惠可以直接看到。从中长期看,改革还会继续深化。深化改革以后,老百姓看病会更加方便,医药费用会相对得到有效降低。

4. 构建多元化办医格局,呼唤监管办法"一视同仁"。

主持人:在新医改方案当中提到,鼓励民营资本进入办医领域,鼓励投资主体的多元化和投资方式的多元化。基于我国现在的医疗状况,请王教授为我们介绍一下这种多元化的资本投入有哪些必要性?

王虎峰:首先,这种投资的多元化满足了市场多元化的需求,填补了很多空缺。其次,这种投资的多元化也使得政府的有限资源被投到最应该投的地方和最应该由政府尽责的地方。市场能做的,应尽量让市场来做;市场不能做的,尤其具有特别强的公益性的,应该由政府财政投入来做。

主持人:但是有的网民有这样的担忧和顾虑:民营资本和社会资本进来之后,有一些是以赚钱为目的,会不会导致价格越来越高? 会不会给市场造成一些混乱,不便于管理? 您觉得这种担心有必要吗? 您是怎么看的?

王虎峰:我觉得这种担心有道理,但同时我们也要破除这些担心,也就是我们要按照一定的道理来做事情。探讨这个问题首先涉及一个基本的问题:医疗服务市场是一个很特殊的市场。首先,它最大的特点是信息不对称。简单地说，因为患者和医生在专业知识方面的差距，患者总是处于弱势，患者在医疗服务信息传递当中总是被医生引导。换句话说，医生想怎么给患者治疗就怎么治疗。其次，在医疗服务市场中并不存在完全竞争，并不是说医院多了，医生多了，价格就自动下降了，服务质量就自动上升了。国外有例证和相关研究证明，在其他条件不变的情况下，如果仅仅是医生的数量增加，结果不是医疗服务价格下降，而是医疗服务价格上升；不是整体上医疗费用下降，而是整体上医疗费用增加了。这是什么原因呢？其中可能存在医疗服务的诱导消费。那么有什么解决办法呢？其实这里面有一整套的理论，有一整套的现实经验可以借鉴。从理论上讲，医疗服务行业是适合被监管的行业。什么是适合被监管的行业？就是说有的行业是完全竞争行业，可以放心地让它在市场中竞争；有的行业不可能实现完全竞争，必须要这种行业实施监管，不能简单地让它去竞争。应该准许多元化办医，但是更要注意在多元化办医的同时加强监管，而不是只准许其进入却不对其进行监管；如果不进行监管肯定会出现问题。既然要构建一个多元办医的格局，就应该改变监管方式，其中也有一套值得借鉴的经验。应该建立医疗行业当中的质量标准，建立和完善监管办法，并且监管要"一视同仁"。只有在这种情况下，首先，拥有不同的办医主体，才有可能形成竞争局面；其次，有助于满足人们不同层次、不同形式的卫生医疗服务需求；还有，通过监管能够有助于确保医疗质量。

主持人：我有一个问题特别想请教您：以前一些民营医院以短期的利润为目标，在普通群众当中的口碑不是那么好。现在办医门槛放低了，很多有品牌、具备资质的社会资本、民营资本进来了，以前的那些小医院是不是自然就被"优胜劣汰"出了市场呢？

王虎峰：我们应该客观地看待医院之间的竞争，包括通过竞争给医院带来的结果。以前在这个领域，这种竞争确实不够，原因何在？大家会听说过很多地方新开了一家医院，但却很少甚至几乎没有听说过关闭医院的事情，这是为什么呢？因为医院进入是有障碍的，同时医院退出也是有障碍的。确实，现在情况发生变化了，一些医院应该退出市场，但是存在医院并没有退出的情况，那么未来碰到这种情况应该怎么办呢？我认为应该准许医院退出。国外就有这样的例子：一个城市有5家医院，在现实情况下这5家医院都是亏损的，那怎么办呢？他们各自都想了很多办法，但是没有人能把它改好，问题仍然得不到解决。后来有一个人想了一个办法，帮助解决了问题，那就是把5家医院全部买下来，然后关闭2家，开3家，这3家医院就不再亏损了，同时医疗服务的质量和效率也得到保障。这个例子告诉我们一个道理：医疗资源需要整合，其中涉及根据社会发展需要不断调整的问题。当然，应该准许私立医院进入和相互竞争，并形成一种正常、合理的机制。现在可以提出这样的问题：区域卫生规划的意义何在？以北京市为例，因为历史的原因，很多医院建在二环、三环之内，尤其集中在二环，随着社会和经济的不断发展，许多人口已经居住在北京的五环外了，而主要的医院集中在北京城市里面，北京城市外面却没有相应数量的医院。这个例子揭示出：只有卫生医疗资源的配置适应和符合社会的发展，才可能适应人民群众的需要，才能解决"看病难"的问题。

5. 医改不是不可捉摸的，是有规律可循的。

主持人：众所周知，医改是世界性难题。您已经给我们解读了新医改方案的很多亮点和对老百姓的益处。新医改方案执行起来一定会有很多的难度,遇到很多困难。可以预期的困难有哪些? 请谈谈您的看法。

王虎峰:首先,医改确实是世界性的难题。但是,作为研究这方面的学者,我不认为简单地说它是世界性难题就是一件好事情,为什么这么说呢? 我个人理解所谓的"难",难在医疗涉及千家万户,涉及广大人民群众的健康,涉及非常广的利益群体,并且很难平衡。同时,我们也应认识到,医疗和医药卫生改革是有规律的,不是不可捉摸的,不是没有规律的,不是说它根本不能研究。比如说在这一轮的医改过程中,中国人民大学提出第八套医改方案,这套方案中明确地提出,在这一轮的医改中,若要成功地制定任何政策,应该遵循以下几个最基本的原则:第一,社会医学的规律。社会医学告诉我们"有病早点看、早点预防,最好不得病",行话就是"三级预防"。一旦有病了,早发现、早诊断、早医疗、早康复。这个规律大家都知道,应结合到改革方案里面。第二,经济上可承担。首先,任何方案都不是脱离现实的,一定是基于现有国情和经济条件的。不能绝对地和别人进行比较,比如说在其他国家一个人花了多少钱治病,那样的比较是没有意义的。因为我们既要吃药,也要建设,不可能把所有的钱用来吃药。还有,新医改是一项社会福利领域的改革,社会福利的一个显著特点是具有刚性的,就是一旦给予以后,就不要想再收回来,也不可能再降低待遇。所以说,改革起点一定不能高,需要保持可持续性。如果不可持续,那么宁愿现在不做,也不要期望一夜之间和西方发达国家拉平差距,这是没有意义的。第三,注意平衡利益。医改涉及很多利益团体。不能通过一项政策使得一个行业发展起来,而另外某个行业或多个行业"塌"下去了,那么这个政策肯定不行。应该注意平衡政策,同时要合理分工。虽然这是一件好事情,但是政府不要管太多,政府应该怎么做呢? 首先,政府要尽责;其次,政府要做一个有限政府。概括一句话,就是政府应该做一个尽责的有限政府,该出的钱要出,但是不一定什么事都包办。最后,整合社会力量。改革方案应该是整合社会各方面力量的结果,千万不要认为医改只是卫生部门一家的事情,也不仅仅是 16 个部委的事情,医改是全社会的事情。做任何事情要考虑到最大程度地整合社会资源。其中主管部门发挥引导资源、规划和推动改革的作用,达到目标要依靠全社会的力量。在这几个原则下,制定一个可操作的方案时就遵循了其中的基本规律。所以说医改这个事情也难也不难,如果按规律做事情是可以完成的,并且能够达到较好效果。

主持人:但是具体在新医改方案的执行过程中,有哪些可以预期的困难呢?

王虎峰:新医改方案执行过程中确实会遇到很多困难,是不是现在就可以坐享其成了? 是不是方案出来了事情就已经解决了? 我想说这仅仅是开始。怎样把方案落在实处,还有很多工作要做,其中还涉及一些方法的问题。举个例子:如果说这个方案不错,马上要组织试点,是不是中央、国务院的政策拿到省里,省里转发到了市里,市里转发到了医院就可以了? 我认为这样肯定不行。因为在中央层面,制定这个政策更多的时候是从宏观角度出发。其中定了很多原则,也给了很多政策,如果从中单独抽出一条政策出来,或许还可以,但是如何把这些政策整合起来落实到实际、落实到医院、落实到药厂、落实到卫生机构、落实到医保机构就很困难了。政策的落实需要重新"量身定做"。换句话说,并不是国家给了一个政策,就照着画下来,拿下去。实际上,如果那样做的话,政策最后是没有办法落到实处的。总之,在政策的具体实施层面,应该在新医改方案的基础上,结合当地情况重新设计和组织实施。其中还涉及几个要点:首先,政策综合配套。我一直认为单项改革难以奏效。有人说我们可以在地方进行一个单独的价格改革,有人说可以进行一个单独的医疗改革,我认为这样做很难奏效。因为在这几个领域,很多政策是相关联的,靠单一的政策来进行改革,很难达到效果,所以要注重综合配套。其次,要分步实施。有人理解为"是不是先易后难"? 我认为第一个层面是先易后难;第二个层面就不是先易后难的问题,而是政策实施效果评估和政策调整的问题。比如我们要想攻克难点,比如公立医院改革,我们认为它难,正因为它难做,我们就要先做一些基础工作,不是不做,也不是先等着、放着,实在不能拖了才做。第一阶段要做基础工作,若要深化公立医院改革,就要考虑医院的人事、薪酬、收入、质量管理和控制,还有是否掌握了医疗质量的总量情况,现在能不能调控等问题。换句话说,现在的一些新政策,包括财政投入以后能不能进行监控? 投入后会产生什么变化? 能不能知道投入以后是否转化为有效的服务? 在多大程度上转化为有效的服务? 这种转化是好的转化还是不好的转化? 如果能够建立这样的基础框架,实施具体政策后,一看发生了变化,而且是有利的变化,我们就可以逐步加大力度,直至把整个体制转化过来。如果没有这样基础的管理,很难说一夜之间就转化过来,也很难说两年后情况就能好转,改革就变容易了。

所以我特别强调分步实施,我们要做一些基础性的工作。需要知道在改革前什么样,在改革过程中的实施情况怎么样,实实在在地进行评估,投入和政策究竟起到什么作用? 这样就可以接近改革的目标了。如果没有进行掌控,虽然钱投进去了,我们却不清楚效率和效果,等到老百姓反映不行或者感觉不好,恐怕就有点晚了。

主持人:面对这么多可能预期到的困难,作为专家,王教授您对新医改的未来有信心吗?

王虎峰:虽然这个事情确实不容易,但是我首先要讲,我们有优势,我们要充分看到我们的优势。为什么呢? 因为最近我一直在跟踪、了解和研究国外的医改情况,包括美国和英国,我觉得我们有几个显著的优势:

第一,从目前的改革阶段来讲,我们有比较好的经济条件。我们现在已经到了不但要让老百姓吃上饭,还要解决他们吃药问题的时候。我们有这样的经济条件,并且我们下定决心要加大财政投入。

换句话说,我们的钱准备好了,这是一个先决条件。这就是我们的优势。

第二,高效的决策。在医改方面,其他国家有过这样的先例,就是在长期的讨论、酝酿后最终没有出台任何方案,也有等待很多年的情况,我们国家通过这两三年的讨论,还是高效率的,我们能够最终决策,并且我们相信很快会通过召开会议来发动、贯彻和落实。从这一点来说,我们的决策是高效的。

第三,这一轮的医改充分调动和整合了社会资源。应该看到这次确实是群策群力,我们还有很多社会资源可以调动和利用。前面说到多元化办医格局,现在如果政策对头,确实有很多资本可以进入。换句话说,如果安排得当,很多人愿意投钱,愿意帮着一起做事情,这个条件很好。从这个角度讲,我觉得我很有信心去看待这些事情。应该说我们已经有了一套办法去推动这个事情。相对其他国家的医改,中国的医改在这两年进步是快的,我们应该有这样的信心。我再举个例子:新医改方案中提到,"全民医保"到2011年覆盖到90%的人群,到2020年实现全覆盖,几年的时间内全民医保框架就建立起来了。在很多国家要做到全覆盖,要经过几十年甚至上百年的努力。我指的是实行社会医疗保险的国家,而不是实行免费医疗的国家。实行社会医疗保险的国家要经过几十年、上百年的时间才能达到或接近全覆盖。当然，还有一些实行医疗保险的国家至今没有全覆盖，或者是最近几年覆盖面反而越来越窄了。我们在这两年能做到这一点，我觉得很自豪，很有信心。

6. 基本医疗保险与健康保险相互分工、合作和衔接是未来发展方向。

主持人： 非常感谢王教授刚才为我们做的新医改解读。接下来，我们回答几位网友的提问。有网友说：请问王教授，如果有了基本医疗保险，还需要购买商业健康保险吗？这是很多网友都想问的问题。

王虎峰： 我觉得这个网友提出的问题很好，原因在于它涉及一个很大的问题，就是社会医疗保险和商业健康保险怎么衔接，怎么分工合作，怎么共同发展的问题。这次新医改方案特别提到，未来的社会医疗保险可以通过一定的渠道，在一定的条件下，委托商业保险从事一些管理服务工作。换句话说，新医改方案为商业保险参与社会保险的管理服务打开了一扇大门。商业健康保险能够适应人们不同层次的需求，有助于人们获取更加灵活的、更加方便的医疗保险服务。我认为如果具备经济条件，应该在基本医疗保险之外购买商业保险。因为商业健康保险可以提供基本医疗保险不提供的服务项目，有助于解决基本医疗保险解决不了的问题。所以从这个角度讲，我觉得可以寻找合适机会购买和现有的社会医疗保险相衔接、相匹配、相得益彰的商业健康保险，这是未来的一个发展方向。国外经常这样说：一个人离不开三个人，这三个人是指律师、医生和保险经纪人。虽然我们中国现在还没到这个程度，但是在将来，商业保险必然是大家生活和工作当中必不可少的一部分。

7. 医疗保险的最终目标在于促进健康。

主持人：您的解答非常明确地回答了网友的困惑。还有一个网友说：基本医疗保险为什么要从重点保障大病起步，逐步向门诊、小病延伸？

王虎峰：我们可以观察到卫生医疗体制改革是一个长期的变化过程。从 2002 年开始试点，然后逐步推开的新农合，最初是从保大病起步的；城镇居民基本医疗保险最初也是想从保大病起步。在一个制度的起步阶段，应该从"怎么方便，怎么高效，怎么来落实"入手，这是可以理解的，但是这里面涉及一个必须思考的问题：这些医疗保险的最终目标是什么？参保想得到什么？有人说：我就是想，当我生病了，当我需要付医药费的时候，有人给我掏钱，我的问题就解决了。我认为这种理解是对的，但是不全面，还需要考虑更深层次的问题。并不是通过银行贷款就能建立一项社会制度。通过银行贷款并不能解决看病问题是有道理的。向银行借钱，有钱还就可以了；而建立医疗保险制度的目的是促进身体健康，保障全体居民的身体健康。当然，同时通过医疗保险制度来刺激医疗机构节约资源、费用、成本，提高效率，并不是用这项制度来简单地分担一点钱。

从这个意义上说，我们应当重新审视医疗保险制度的目标：是为患者分担一部分费用？还是促进患者的健康？社会医学的基本规律是"没病要防病，有病要早发现、早诊断、早治疗"。这就告诉我们要干预小病，从早期开始，而不是等到得病以后再来治疗。可能有人会说：如果既管大病，又管小病，是不是把医药费全包了。有没有这么多钱？"管小病"有没有必要？"管小病"并不意味着小病小灾的几块钱得到报销了，而是意味着存在重要的干预政策，当你一开始发病的时候,就应该按照政策规定到应该去的地方进行检查,及时接受治疗。如果你这样做了,会给你相应的激励政策。换句话说,你得了小病,政府部门通过政策优惠激励的手段鼓励早点去定点医院或者社区找医生解决,可能在报销上提供方便;如果你不去的话,而是等到得了大病,再去某个医院,这样也可以,但你可能会付出更多的个人成本。干预政策的效果应该是:鼓励患者早发现、早诊断、早治疗;鼓励患者注意平时养成良好的就医习惯,树立正确的就医观念,遵循合理的就医路径。

在就医的路径上,形象地讲,中国现在没有这样的"红绿灯"。在国外就医是和公共交通一样的,都是有"红绿灯"的,不能随便"走动"。而现在中国的很多人,特别是没有医疗保险的人,他们就医是自发的,患者可以随时到任何医疗机构就医,这是一个问题。这就是为什么经常有就医的"交通阻塞",也就是大医院人满为患,这种结果消耗了大量宝贵的卫生医疗资源。比如,让大医院的知名专家给患者看一个普通感冒就属于这种情况。我们曾经去调研,发现一个区域的中心医院的门诊里面有30%~40%是普通患者,通常一般的医生就可以诊治。如果患者自己去医疗机构就医,这时候医生只能接待,没有办法劝退患者。在这种情况下,实际是极大地浪费了有限的医疗资源。因此我认为,医疗保障向门诊小病延伸绝对不单单是一个门诊费用的概念,这意味着从医保的角度要深化改革,加强管理和服务,塑造中国未来的、科学合理的就医路径,疏导现实看病"交通拥堵"的现象。

主持人:谢谢王教授今天在节目当中为我们做了精彩的解读,让我们对新医改有了更多、更深的了解。非常感谢您,也谢谢各位网友的收看,我们下期再会!

2015 年

一、解读《国务院办公厅关于印发深化医药卫生体制
改革 2014 年工作总结和 2015 年重点工作任务的通知》
(国办发〔2015〕34 号)

2015 年 5 月 9 日,国务院办公厅印发《国务院办公厅关于印发深
化医药卫生体制改革 2014 年工作总结和 2015 年重点工作任务的通
知》(国办发〔2015〕34 号),本部分收录了王虎峰教授针对该文件的解
读共 1 篇。

推动医改进入良性循环轨道

【简介】 本文于 2015 年 5 月 9 日发布于新华网,后被搜狐网等
媒体转载,是对《国务院办公厅关于印发深化医药卫生体制改革 2014
年工作总结和 2015 年重点工作任务的通知》的解读。

新华网北京 5 月 9 日电(记者王思北、胡浩、吴晶)中国政府网 9 日
发布《国务院办公厅关于印发深化医药卫生体制改革 2014 年工作总
结和 2015 年重点工作任务的通知》。这次总结在医改进程中具有什么
意义? 2015 年医改有哪些工作值得期待? 究竟该如何认识我国医改
的推进难度和力度? 记者就这些问题专访了中国人民大学医改研究中
心主任王虎峰。

问:为什么要公布 2014 年医改工作总结?

答:所有政策都是一方面需要方案,另外也需要回顾总结和评估。
通过对过去工作进行总结,并对社会公布,值得肯定,是一种负责任的

体现,对各级政府也具有示范作用。面对政策,我们不仅要落实和部署,还要总结,看看有哪些进展和问题,从而推动医改纳入良性循环轨道。

问:2014年医改工作有何变化?

答:2015年医改格局有重大变化。主要体现在以下五方面:

1. 公立医院改革已经放到了工作任务的第一位,改革的部署更加具体化、系统化。除了4个省启动综合改革试点,还有城市公立医院和县级公立医院改革。

2. 在医保方面强调完善筹资机制和管理服务,医保不仅是人人享有,还要有高效、精细、可及的服务。

3. 现在将发展社会办医作为一个独立的改革措施提出,一方面要鼓励发展,同时还要纳入统一监管体系。这是对医疗服务体系重要的丰富和发展。

4. 健全药品供应保障机制,从生产流通到准入使用各环节都打通,表明政府对药品领域的认识更加系统和完整。

5. 过去把分级诊疗看成一项措施,现在我们将分级诊疗作为医疗服务体系整体调整的一步,提出提升基层服务能力和加快建立基层首诊、双向转诊制度。这不仅是对医疗服务的供方提出要求,也是对需方提出要求。这是对医改的不断深化、总结。

问:如何认识医改推进的难度和力度?

答:应该认识到,医改的力度和深度都在加强,各方反应不一、褒贬不一,有很多原因。首先,医改就是利益格局调整,我们要优先考虑患者的利益,同时也要对医务人员的利益有合理安排。此外,众多利益相关者的呼声、反映、诉求,也要理解和倾听。国际经验证明,只要是调整肯定会引起反映,医改不怕有不同声音,应该有一个渠道去沟通和交流,有平台来形成更多共识。当前虽然经济社会形势一直在变化,但只有达成共识才能应对变化，没有共识和合力，改革会很困难。我们也必须强调，医改没有完成时，只有进行时。不可能指望所有问题都在某一段时间全部解决，而是在变化中不断推进和完善。

问：世界很多国家都在推进医改，有没有共同规律可循？

答：医改是一道世界难题，应该讲有一定规律可循。从治疗角度讲要遵循社会医学的基本规律，来确定预防和治疗的关系。在政策整体设计上，既有公共管理的理念，要重视公平正义，同时还要重视经济效益。医改哪个国家都在做。对待医改，既不能看得太简单，也不能看得太神秘，只有认识清楚才能正确对待。从国家政府来讲，只有清醒认识、把握和调整利益格局，才能更有信心和准头去推进医改。

问：医改政策如何真正落到实处？

答：过去一讲医改就是试点先行，其他地区可以"置身其外"；还有过去往往是"独善其身"，先改其他地方、环节，不要改我，现在这样做就不行了，医改更多是全局方面的，独善其身不行。现在中央对包括目标、方针和主要政策要点等系列政策都有比较详细部署。但是，由于我国幅员辽阔，各地实际情况和基础条件不同，中央政策不可能过于细化，还是要结合地方实际给予其探索空间。因此，地方政府就要出台可行的、有可操作性的具体办法，不重实操会空谈误事，否则医改没法推进下去。

比如百姓看病拿药，这次文件明确，要考虑患者到基层就医用药的供给。具体到地方，地方应当研究当地居民的常见病、常用药是什么，并保证配备等。再如分级诊疗，过去患者不愿去，也是担心基层医院有无合格的医生。应该把上级医院的优势医疗资源和基层医院衔接好，这方面做好了，患者自然也愿意去基层医院看病。类似的细节问题都要重视。

问:还有什么关键因素决定医改成败?

答:有关领导在推进医改过程中的执行力很关键。这次文件提出"主要领导对医改工作负总责",就是要求领导要做医改专家,身体力行,脚踏实地去践行,抓具体、抓细节,只有这样才能真正推动医改。在推进中,要设身处地,换位思考。过去对医改有不同意见甚至争执,往往是站在自己角度看待其他系统和部门。从患者、到医院、再到医保方面都各有难处,做到换位思考也许就有了解决方案。另外,医改涉及编制、财政等诸多扶植政策,此次文件中把形成合力作为重要的一环提出来,也要更多地换位思考,研究和解决问题。

二、解读《国务院办公厅关于推进分级诊疗制度建设的指导意见》(国办发〔2015〕70 号)

2015 年 9 月 11 日,中国政府网公布了《国务院办公厅关于推进分级诊疗制度建设的指导意见》(国办发〔2015〕70 号),这是我国分级诊疗制度建设的重要文件。本部分收录了王虎峰教授针对该文件的解读,共 1 篇。

专家解读《关于推进分级诊疗制度建设的指导意见》
——分级诊疗是医疗服务精细化的必由之路

【简介】 本文是王虎峰教授针对《关于推进分级诊疗制度建设的指导意见》(国办发〔2015〕70 号)的解读,首发于(原)国家卫生计生委官网,2015 年 9 月 14 日被中央政府门户网站转载。

分级诊疗是我国当前医改的重要内容,扎实有序推进分级诊疗制度建设,标志着我国医改进入新阶段,医疗服务发展模式开始转型。由过去几年重点建立和完善医疗保障制度,强化患者费用保障机制,到同步重视精细化管理服务；从强调包括公立医院改革在内的体制改革，到同步重视医疗资源配置和使用，分级诊疗将供方和需方有机连接起来，将改革和发展统一起来，将管理和服务结合起来。深入认识和理解分级诊疗的文件精神，做好分级诊疗试点工作，需要把握以下几点。

1. 深入领会文件关于合理配置和科学使用医疗资源的精神，明确各层级医疗机构定位是做好分级诊疗工作的基础。当前我国在看病问题上与过去的情况相比发生了很大的转变，出现了新的特征，既不是过去的整体上"缺医少药"的问题，也不是简单的"看病贵，看病难"的问题，而是看病就医过多集中在大医院，导致医疗成本增高，大医院人满为患，挂专家号难的问题。解决这个问题的治本之策，就是合理配置医疗资源，使优质医疗资源下沉，同时，建立分级诊疗体系，使医疗资源发挥最佳的效能。

文件提出城市三级医院主要提供急危重症和疑难复杂疾病的诊疗服务；城市二级医院主要接收三级医院转诊的急性病恢复期患者、术后恢复期患者及危重症稳定期患者。县级医院主要提供县域内常见病、多发病诊疗，急危重症患者抢救和疑难复杂疾病向上转诊服务。基层医疗卫生机构和康复医院、护理院等（以下统称慢性病医疗机构）为诊断明确、病情稳定的慢性病患者、康复期患者、老年病患者、晚期肿瘤患者等提供治疗、康复、护理服务。这个工作目标不仅是分级诊疗的工作目标，也是医改工作的重要内容，更是研究制定"十三五"规划所必须重点谋划的问题，逐步建立与分级诊疗工作相适应的、完善的医疗服务体系。

2. 按照文件要求，建立以患者为中心的医疗机构之间的分工合作机制是分级诊疗工作的核心。分级诊疗的精髓是以患者为中心的整合式医疗，医疗机构提供连续性的医疗服务。医疗服务资源布局围绕需求来配置,医疗服务的流程围绕方便患者来设计,分级诊疗的目标就是方便群众看病就医,为他们提供高质量的便捷服务。过去,由于缺乏分级诊疗,经常出现患者有病乱投医的情况,既影响了诊治,又浪费了医疗资源。在分级诊疗体系下,患者是否需要转诊,转诊到哪家医院,找哪位专家合适,医疗机构和医生之间应该发挥应有的作用,医疗机构之间建立起制度化的沟通机制,重新优化医疗机构的分工合作机制,以最大程度的方便患者就医。

文件提出"构建医疗卫生机构分工协作机制",特别提出"严控医院床位规模不合理扩张,逐步减少常见病、多发病复诊和诊断明确病情稳定的慢性病等普通门诊,分流慢性病患者,缩短平均住院日,提高运行效率"。这对做好上下级医院之间的分工合作提出了很高的要求。首先是疑难病症能够及时收治,目前大医院的病种结构特征不明显,有相当部分的普通患者在大医院就诊。因此,如何将应该收的患者收下,应转下去的患者能够转下,这是第一个要解决的问题。第二,是实现向下转诊。这是分级诊疗中的一个难点,也是重点。这个环节必须要打通,否则分级诊疗就无法运转起来。要做到这一点,就要研究制定适应分级诊疗的诊疗标准,各地根据实际情况制定病种目录,以患者的病情为依据,该上转的上转,该下转的下转,只有这样分级诊疗制度建设就抓住了根本,就会产生积极效果。

3. 按照文件精神,自愿原则是当前试点阶段需要重点把握的一个问题。文件提出"立足我国经济社会和医疗卫生事业发展实际,遵循医学科学规律,按照以人为本、群众自愿、统筹城乡、创新机制的原则",开展分级诊疗工作。其中自愿原则需要深入理解。首先,分级诊疗制度是国际上通行的做法,也是医疗服务精细化管理的必由之路。笔者认为:分级诊疗是由一系列规章制度、人才技术和激励约束机制作保障

的,不同层级、不同类别医疗机构之间在医疗服务上的一种分工合作的
状态,可以有多种实现形式,其实质是一种基于医疗服务需求的逐级筛
选过程以及医疗资源配置和使用效率最大化、患者管理服务精细化的
医疗服务形态。因此,分级诊疗从制度建设角度看,是必须做的,不是
可有可无的。第二,当前我国医疗资源配置不均衡的问题很突出,基层
医疗服务能力不足、人才缺乏,多数地方不具备强制实行分级诊疗的条
件,很多配套措施亟待调整和完善。因此,不能用强制的办法进行。应
基于实际情况,主要采取激励的措施,不搞一刀切。既避免操之过急,
又要积极推进,鼓励群众自愿参与。第三,让积极参与的患者获得益处。
在一些地方,根据当前管理的基础、现实条件,可以选择一些病种先行
进行分级诊疗。起步阶段可以是少而精,病种可以不多,但管理服务一
定要到位,做到精细化管理。让群众体会到分级诊疗的便捷和益处,试
点地区作出分级诊疗的品牌,群众有了好的体验和正确认识,就为总结
经验和全面推开打下了好的基础。

4. 及时出台配套政策,把握好机制转变和利益平衡这个关键点,
使分级诊疗逐步深入并能持续发展。要深刻认识到,分级诊疗工作"牵
一发而动全身",其实质是利益格局的调整,特别是医疗机构之间的利
益再调整和再平衡。因此,分级诊疗的支持政策要配套,让患者在获得
高质量服务的同时,同步实施分级诊疗的制度建设。

在医保支付方式改革方面,文件提出要强化医保基金收支预算,建
立以按病种付费为主,按人头付费、按服务单元付费等复合付费方式;
探索基层医疗卫生机构慢性病患者按人头打包付费;完善不同级别医
疗机构的医保差异化支付政策,适当提高基层医疗卫生机构医保支付
比例;将符合条件的基层医疗卫生机构和慢性病医疗机构按规定纳入
基本医疗保险定点范围。在价格政策方面,文件提出合理制定和调整

医疗服务价格,对医疗机构落实功能定位、患者合理选择就医机构形成有效的激励引导;理顺医疗服务比价关系,建立医疗服务价格动态调整机制。财政部门要落实财政补助政策。其他有关部门要按照职责分工,及时出台配套政策,抓好贯彻落实。

这些配套政策应瞄准建设分级诊疗制度这个总目标,协同配套,形成合力。改变过去无序就医的旧机制,逐步建立科学配置和使用医疗资源,有序就医的新机制,使医改不断深入,促进我国卫生事业持续健康发展,让患者在分级诊疗制度建设中获得实惠。(中国人民大学医改研究中心主任　教授　王虎峰)

2016 年

一、解读《深化医药卫生体制改革 2016 年重点工作任务》(国办发〔2016〕26 号)

2016 年 4 月,《深化医药卫生体制改革 2016 年重点工作任务》(国办发〔2016〕26 号)公布,王虎峰教授针对该文件作出了 1 篇解读,如下:

国务院常务会议确定 2016 年医改重点

【简介】　本文前半部分是王虎峰教授针对《深化医药卫生体制改革 2016 年重点工作任务》(国办发〔2016〕26 号)的解读。2016 年 4 月 7 日发布于新华网,后被网易新闻等媒体转载。

新华社北京 4 月 6 日电(记者胡浩)国务院常务会议 6 日确定 2016 年深化医药卫生体制改革重点。专家认为,深化公立医院改革、推进分级诊疗建设、推动药品价格"透明化"等医改重点体现了深化改革和创新并举并重的改革思路,有利于让医改红利更多惠及人民群众。

中国人民大学医改研究中心主任王虎峰认为,今年是"十三五"的开局之年,既要将自 2009 年以来的医改政策继续深化推进,也要着眼于新时期的改革创新。全面深化公立医院改革和加快推动分级诊疗这两项改革重点正是深化改革与创新并举的关键所在,也奠定了今年医改的主要基调。

国务院常务会议确定,要将城市公立医院综合改革试点城市,由100 个扩大到 200 个。开展县级公立医院综合改革示范。同时,在全国70% 左右的地市开展分级诊疗试点,开展公立医院在职或退休主治以上医师到基层医疗机构执业或开设工作室试点。年底前使城市家庭医生签约服务覆盖率扩大到 15% 以上。力争全部三级医院、80% 以上二级医院开展临床路径管理工作。

对此,王虎峰认为,公立医院改革经过几年的探索,形成了一整套比较成熟的改革路径和政策措施。今年,公立医院改革的方向明确,既有量的扩大,城市公立医院综合改革试点城市进一步增加,同时也有质的要求,提出开展县级公立医院综合改革示范。同时,从配套政策来看,也对管理体制,包括人事分配、编制、薪酬等的改革提出了配套要求。比如要求完善基层医疗机构绩效工资制度,鼓励试点城市制定公立医院绩效工资总量核定办法,建立与岗位职责和业绩相联系的分配激励机制,凸显医务人员技术劳务价值等。

对于会议明确推进分级诊疗试点,王虎峰认为,分级诊疗是我国当前医改的重要内容,扎实有序推进分级诊疗制度建设,标志着我国医改进入新阶段,医疗服务发展模式开始转型。由过去几年重点建立和完善医疗保障制度,强化患者费用保障机制,到同步重视精细化管理服务;从强调包括公立医院改革在内的体制改革,到同步重视医疗资源配置和使用,分级诊疗将供方和需方有机连接起来,将改革和发展统一起来,将管理和服务结合起来。

他建议,我国分级诊疗的推进既不可能照搬国外的某些方式,实行强制"一刀切"的办法,也不能等到所有问题都解决了再推行,比较可行的是由各地研究制定适合当地的分级诊疗病种,成熟一个纳入一个,找到既符合国情,又能够为百姓接受的分级诊疗办法。

国务院常务会议提出,全面推进公立医院药品集中采购,建立药品出厂价格信息可追溯机制,推行从生产到流通和从流通到医疗机构各开一次发票的"两票制",使中间环节加价透明化。患者可自主选择在医院或零售药店购药。建立常态短缺药品储备制度,增加艾滋病等特殊药物免费供给,加强医疗和药品质量监管。推进基本医保全国联网和异地就医结算。提高基本医保和基本公共卫生服务经费人均补助标准。新增规范化培训住院医师 7 万名,其中儿科医师 5 000 名。

国家卫生计生委卫生发展研究中心医疗保障研究室副主任顾雪非认为,今年的医改重点更强调"医疗、医药、医保"的三医联动,医保在改革中将发挥更重要的作用。巩固完善全民医保体系,简单说就是整合城乡居民医保、全面推行大病保险、加大医疗救助力度、发展商业健康保险。提高医保基金使用效率,开源节流,同时加强各项制度的衔接,发挥制度合力,提高保障水平,优先保护困难群体。整合城乡居民医保制度,加快推进医保全国联网和异地就医结算等,使医保待遇的"可携带性"更强,群众看病就医更为方便,这也需要配套政策的推进,比如改进参保方式、加强与分级诊疗的结合等。(责任编辑:袁馨晨)

二、解读中共中央国务院《"健康中国 2030"规划纲要》

2016 年 10 月 25 日,新华网发布了《"健康中国 2030"规划纲要》,此后王虎峰教授针对该纲要进行了解读,形成两篇文章如下:

健康中国 2030：从胎儿到生命终点的保护干预

【简介】 该文章以解读《"健康中国 2030"规划纲要》为主题，发布于人民网，后被搜狐网等媒体转载。

人民网北京 11 月 11 日电（王宇鹏）中共中央、国务院日前印发《"健康中国 2030"规划纲要》（以下简称规划纲要），提出了今后 15 年我国推进"健康中国"建设的行动纲领。中国人民大学医改研究中心主任王虎峰表示，规划纲要的亮点，在于包含了多个"首次提出"的说法。

"过去一提健康，首先想到的是治病，是属于医生这一职业群体的事。现在这个认识过时了，未来各行各业都应按照规划纲要的精神去做，比如公共场所禁烟，是要求全社会参与的，因此首次提出了'共建共享，全面健康'的战略主题。"王虎峰说，"'共建共享'，既是权利也是义务；既涉及供给侧改革，又涉及需求侧管理；既涉及政府，还涉及社会和市场；既涉及单位还涉及社区和个人。那么，'全面健康'该如何理解？规划纲要首次运用了'全生命周期'的概念，提出从胎儿到生命终点，并把关键环节进行重点保护和及时干预。另外'全面健康'还包括全人群的健康，即基本公共服务均等化，关心解决好重点人群。"

王虎峰表示，规划纲要中还首次公开正式提出健康预期寿命。战略目标中提出 2030 年人均健康预期寿命达到 79.0 岁，人均健康预期寿命显著提高。"这是一个很高的目标，不仅要长寿，还要健康地长寿。"在环境要求方面，首次明确提出地级及以上城市空气质量优良天数，由 2015 年的 76.7，到 2020 年大于 80%。

规划纲要中提到，到 2030 年，中医药在治未病中的主导作用、在重大疾病治疗中的协同作用、在疾病康复中的核心作用得到充分发挥。"过去一直说中医治未病,但这是首次提出它具有主导作用;而在重大疾病治疗中,中医的作用是协同而非协助,说明我们现在是中西医并重。"

王虎峰介绍,规划纲要是依据世界卫生组织提出的社会经济影响因素影响健康的模型,公认的社会医学研究成果,是将健康融入所有政策的一个典范。这份规划纲要是具有很强的约束力的。"它是由中共中央、国务院印发、政治局讨论通过,并要求各地区各部门结合实际认真贯彻落实,对于各级党政部门有约束力,对于社会组织和市场行为具有指导、引导和调控作用。未来全社会方方面面都要服务于健康,健康成了金标准。"

如何落实规划纲要? 王虎峰这样解释:一是将健康中国建设列入经济社会发展规划,将主要健康指标纳入各级党委和政府考核指标,完善考核机制和问责制度,做好相关任务的实施落实工作。二是制定实施五年规划等政策文件,对本规划纲要各项政策和措施进行细化完善,明确各个阶段所要实施的重大工程、重大项目和重大政策。

2017 年

一、解读《国务院关于印发"十三五"深化医药卫生体制改革规划的通知》(国发〔2016〕78 号)

2017 年 1 月 9 日,中国政府网公布了《"十三五"深化医药卫生体制改革规划》,此后王虎峰教授受邀接受媒体访谈,共形成解读 2 篇。

(一)"十三五"医改规划标志着医改进入新阶段

【简介】 本文作者为王虎峰教授,于 2017 年 1 月 10 日首次公布于国家卫生健康委官网,后被人民日报海外版、中国经济网等网站转载。

《"十三五"深化医药卫生体制改革规划》(以下简称《规划》)是在新医改以来各地试点基础上,对我国医改的系统性总结,也是站在新的历史起点上对未来5年医改的重大布局。全面系统地了解和领会其精神,认识这些医改动向,对于深刻理解医改趋势,把握政策要点,做好未来五年医改工作具有重要意义。

1.《规划》在指导思想和基本原则方面进行了重大发展、完善和创新,体现了新时期的改革特点和对改革的新认识。《规划》将医改作为全面深化改革的重要内容,是"五位一体"总体布局和"四个全面"战略布局的有机组成部分,首次提出医改领域要"四个创新",即理论创新、制度创新、管理创新、技术创新,将医改作为实现发展方式转变、完善治理体系、提升治理能力的重要途径。在基本原则方面,《规划》提出"坚持推进供给侧结构性改革",合理划分政府、社会、个人责任,促进社会共治;强调了"坚持医疗、医保、医药联动改革"以及"坚持突出重点、试点示范、循序推进",进一步明确了改革应该遵循的目标、重点、方向和实现路径。

2. 将分级诊疗置于改革重点任务之首,是对医疗资源配置的系统调整,对缓解供需平衡,构建医改新格局,解决人民群众就医的突出问题具有战略性意义。《规划》将分级诊疗置于改革的首位,有着现实的必要性和深远意义。2009年新医改以来,围绕群众看病就医问题开展了一系列工作,"保基本、强基层、建机制"取得阶段性成效,城乡居民基本医疗有了保障,医疗需求快速释放,过去的"看病难、看病贵"得到了缓解,而又呈现出新的形式,即"大医院挂专家号难"、"患者自付费用比例较高"、"大医院人满为患,超负荷运转,基层就诊量相对较少"。针对这种情况,将分级诊疗作为医改的重中之重进行规划是十分必要的。

《规划》提出构建分级诊疗体系,首先从优化医疗服务体系入手,重点是提升基层医疗服务能力,完善基本管理和运行机制,调动三级公立医院参与分级诊疗的积极性和主动性,通过创新诊疗-康复-长期护理连续服务模式,顺畅"双向转诊"通道。同时,以家庭医生签约等组合配套措施,科学合理引导群众就医需求。可以讲,这项改革的全面推开是一次系统布局,对缓解供需之间的矛盾,对控制医疗费用不合理上涨,对医疗服务体系的健康发展有着战略性意义。

3. 建立现代医院管理制度是改革的枢纽工程,关系到运行新机制的转换,也是进行协同改革的重点和难点,公立医院改革的重要性愈加凸显。公立医院是我国医疗服务体系的主体,承担着大部分医疗服务工作,并且在科研教学和应急响应等社会服务方面发挥着引领和示范作用。2017 年各级各类公立医院全面推开综合改革,改革的目标是建立现代管理制度的新体制,同时破除"以药补医",建立以医疗服务价格补偿为主的运行新机制,这不仅对于公立医院改革,同时对于提升现代治理能力和水平,建立和谐的社会共治关系具有深远的影响。

《规划》指出,在办医体制上进行改革,加强政府在方向、政策、引导、规划、评价等方面的宏观管理,加大监管力度。同时,在人事编制等微观管理方面放权。对公立医院改革步骤之间的逻辑关系、实施路径、关键政策点进行了系统规划,其步骤是以医药分开为起点,有序做好医疗服务价格调整、创新编制管理、理顺人事关系、改革薪酬制度、强化绩效管理等工作。这些改革动作要环环相扣,连绵不断,持续改进,任何迟疑都有可能将改革做成"夹生饭"。《规划》在建立符合医疗卫生行业特点的编制人事和薪酬制度部分特别提到:"对工作时间之外劳动较多、高层次医疗人才聚集、公益目标任务繁重、开展家庭医生签约的公立医疗机构在核定绩效工资总量时给予倾斜",这为做好绩效管理创造了有利的先决条件。

4. 对医保制度的作用和地位认识更加深入,强调通过医保支付方式引导和调节医疗机构和医生的行为,激发医务人员控制费用的"内生动力"。全面医保格局下,医保制度发挥着引导医疗资源配置的基础性作用,通过医保促进参保人员公平地享受基本医疗是目的,通过医保支付方式引导和调控医疗机构提供合理、优质的服务是手段。因此,医保在医改中的地位越来越重要。

《规划》提出,按照保基本、兜底线、可持续的原则,围绕资金来源多元化、保障制度规范化、管理服务社会化三个关键环节,加大改革力度。健全医保支付机制和利益调控机制,激发医疗机构改革和良性发展的内生动力。《规划》首次提出:明确医保待遇确定和调整的政策权限、调整依据和决策程序。同时,对于异地就医直接结算和提升医保统筹层次有了明确要求,这将进一步方便参保人员,同时,对于管理和服务提出了更新更高的要求。

5. 药品保障改革有了全新内涵,标志着"上下游综合治理"的格局正在加快形成。药品领域的改革是整体医改中的重要组成部分。从医疗机构的收入结构看,药品和高值医用耗材占到了半数左右,药品耗材的改革是无法回避的问题,这个问题不解决,公立医院转变运行机制就无从谈起。因此,药品生产、流通、使用三个环节的综合改革也就势在必行。

《规划》首次对药品的生产、流通、使用进行了系统规划。就生产环节明确提出了质量为主,鼓励创新和研发要求,其中,提出的"淘汰疗效不确切、风险大于效益的品种"显示了深入改革的决心。流通环节明确提出了"推动药品流通企业兼并重组",在集中采购环节提出实施药品采购"两票制"改革,预示者生产流通领域的改革将取得突破。这是近年来公立医院改革试点得出的经验,即药品和高值医用耗材上下游要综合治理,要联动治理。未来改革在三医联动基础上,上下游综合治理的格局已经形成。《规划》首提"探索在基本药物遴选调整中纳入循证医学和药物经济学评价方法",预示着药品领域改革不仅向纵深推进,精细化的管理也是重要的发展方向。

6. 综合监管是改革发展的必然延伸,监管就是服务,监管就是保障。从改革的角度看,一旦改革措施行之有效,就要对新的制度和政策进行固化,同时建立相应的监管体系,确保不走偏;而从发展角度看,由于医疗服务行业的特殊性,行业的发展、服务的升级需要监管手段和力量的匹配,否则也容易出现问题,特别是多元办医格局的形成,客观上需要统一的综合监管制度相应配套和完善。

《规划》提出:"完善政府监管主导,第三方广泛参与,医疗卫生机构自我管理和社会监督为补充的多元化综合监管体系"。对公立医疗机构监管方式的改进、完善提出了更高要求,对监管的方式、手段进行了具体安排,如建立违纪违规"黑名单"制度,加强对非营利性和营利性医疗机构的监管等。同时,《规划》提出推动医疗机构考核评价由政府主导逐步向第三方评价转变,积极培育第三方评价机构,新的监管力量的加入体现了社会共治的理念,也适应了医疗卫生行业监管专业化的趋势。《规划》还提出要将非公立医疗机构也纳入监管,并着力实现全行业监管、属地监督,整体监管体系得到进一步加强和完善。

《规划》也对统筹推进相关领域改革进行了部署,其中人才培养使用和激励评价机制有了很高"含金量"的支持政策,提出允许医疗卫生机构突破现行事业单位工资调控水平,允许医疗服务收入扣除成本并按规定提取各项基金后主要用于人员奖励;在加快形成多元办医格局部分,对于公立医院与社会力量的合作、商业健康保险参与医改等方面拓宽了渠道;在公共卫生服务体系建设方面,强化了分工协作机制,充实了内容,以使弱势群体和居民得到更多的公共卫生服务。可以期待《规划》在将医改引向深入的同时,将为居民带来更多的改革红利。(作者为中国人民大学医改研究中心主任 王虎峰)

(二)"十三五"医改规划专家学者权威解读之:"十三五"医改规划的逻辑、性质及特征

【简介】 该文章为2017年1月中国人民大学医改研究中心举办的十三五规划学术研讨会上王虎峰教授的演讲。1月23日,文字稿发布于健康与医改公众号平台,此后,部分内容被人民网、搜狐网"狐观医改"等媒体转载。

"十三五"医改规划,我觉得是一部百科全书,值得我们认真去研究。我给大家提供了两个资料,一个就是我今天做的一个报告,《"十三五"医改规划的逻辑、性质及特征——比较分析的视角》,还有就是《"十三五"医改规划的亮点和创新点》,这是一个补充分析。我重点讲第一个,对于这个逻辑、性质和特征的分析。

我为什么讲这个问题? "十三五"对于我们整体改革和医改来说是一个至关重要的关键节点。我们对"十三五"和"十二五"的医改方案进行分析,发现这里面我们有很多重大的变化和转折,下面我来给大家讲一下汇报的主要内容。

第一,卫生规划重要性凸显,改革渐成主旋律;第二,改革重点任务优先级顺序变化;第三,改革性质的演进;第四,"十三五"医改规划的特征分析;第五,分析结论及政策建议。

1. 卫生规划重要性凸显改革渐成主旋律。"十一五"期间,我们只有一个卫生事业发展的"十一五"规划,没有医改规划。到了"十二五"

时候，我们就开始有一个卫生事业发展规划和"十二五"医改规划。现在"十三五"一个卫生事业发展规划，还有一个医改规划，最近我们发了一个《健康中国2030规划纲要》，关于这三个规划为什么我们要并发？我们现在越来越认为，作为卫生领域，不管是发展还是改革，没有一个很好的规划是做不下去的。从国际经验来讲，我们这个领域是特别需要来做一个全系统、全方位协同性的规划推动落实。我可能知道的不多，但是据我所知，可能是我们这些部门行业绝无仅有的，连发三个，一个中长期的，两个五年的，所以这个事情的重要性，我们说日益凸显。

同时我们看到，我们的改革成了主旋律。为什么这样讲？第一我们专门有一个改革规划，这个不仅是领导确认确定，说这个医改非常重要，我们一定要单独做一个。并且我们还有更重要的一个证据，那就是去年8月19日开的全国卫生与健康大会上，我们确定了新时期的卫生和健康工作方针，其中第二句话就是以改革创新为动力。所以这样一个定位，就使得我们这个改革成为一个主旋律了。

我们比较分析一下，我们把"十二五"和"十三五"首先做了一个文本结构的分析。从文本结构来看，"十二五"的规划结构和"十三五"，首先规划背景大家都是相同的，指导思想、基本原则、主要目标是基本相同的。但是在后面，特别是"十三五"我们做了一个附件，这个不是简单的，"十三五"的附件主要是把2017年和2020年我们很多的量化指标和定性指标做了一个明确，所以使得我们的阶段目标非常清晰。同时在重点任务里面，我们这里面是"5 1"。从整个字数来讲，我们现在"十三五"规划大概是1.9万字，应该说也是比较多的。但是文本分析是最简单的，实际上它的内容、内涵、性质是发生了重大的变化，下面我逐一进行分析。

2. 改革重点任务优先级顺序变化。刚才姚司长提到了一些内容，我想这里我用图示的办法再详细的做一点分析。上次"十二五"医改规划当中确定了四项工作,这是我们"十三五"医改的五项重点任务,我们不考虑协同推进相关领域改革,一会儿我会再详细说。你会看到,这四项和这五项实际上是有很大的变化的。具体是怎么变的呢?

我们在"十二五"期间排在第一位的,加快健全全民医保,现在我们排到了第三位。这样一个顺序表明什么?我们"十二五"的重点实际上首先是要从建立制度,从无到有,我们大量的城乡居民是没有医保的,我们把这一块要补起来,所以我们把这个事作为一个首要任务。到了"十三五"的时候,我们基本上做到了应保尽保,95%,甚至是98%的人已经纳入了。我们的主要任务、主要矛盾已经变化了,所以这个也是自然不会放在首位了。

再看这里面第四项,积极推进公立医院改革,当时我们是积极探索的。但是到了"十三五"的时候,我们要全面推开,各级各类公立医疗机构都要进行改革,所以就上升到了第二位,建立现代医院管理制度,它的重要性、地位已经摆到这个位置了。还有两个是比较重要的变化,我们一定要提一下。

在"十二五"期间,第一个就是推进基本药物制度,摆在这个位置,它的重要性和地位还是相对比较弱的。"十三五"期间,我们提到了五项制度之一,并且放在第四位,建立规范有序的药品供应保障制度。这个事情可能大家会非常关注,这个变化是非常大的,一会儿我会说,这样使得我们药品领域的改革,生产流通和使用改革成了一个系统,并且上下综合治理的格局已经形成。在"十二五"期间,我们在统筹相关领域改革当中第七项,健全医疗卫生监管体制,现在我们把建立严格规范的综合监管制度成为五项制度之一,所以这个变化也是非常大的。从优先级的变化看,我们可能还是这么多事,但是这样去摆布,说明我们改革的重点任务已经发生了很大的变化。所以我们不要以"十二五"我们那个思路再看"十三五"了，我们现在确定的目标，我们排的改革的优先级是完全不同的。第一位是分级诊疗，第二位是医院管理制度，第三位是医保，第四位是药品保障，第五位是综合监管，一会儿我会详细分析，这样一个优先级的变化对于我们意味着什么，带来了什么，我们如何进行响应。

优先级变化的意蕴，我先做一个简单的分析。我们上一轮改革，从2009年开始，应该说是打基础阶段，全民医保在深化一个进程当中起到了很重要的开拓探索的作用。但是它充分体现了一个增量改革和体制性改革的特点，一会儿我会解释什么叫体制性的改革。所以它是以形成基本框架为主要任务，所以我们说"十二五"拉开了一个新的框架。到"十三五"重点任务由过去的完善医保制度、强化患者的费用保障，到同步重视精细化管理，从强调包括公立医院改革在内的体制改革，到同步重视医疗资源配置和使用，这是一个很大的变化。从提出来多元办医格局到构建综合监管制度，这几个都是很大的变化，我们做一个优先级的比较就能看到，实际上这种变化意味着我们改革已经升级了。

3. 改革性质的演进。这个是我最近一直在关注和研究的，究竟我们"十三五"和过去有什么不同？从性质上有什么变化，这是我们这几年做过一些研究的。首先我介绍一下我们对于医改周期理论对于改革类型的划分。

大概2010年的时候，我们组织一个课题组，对国际上15个典型的国家，110年来266次医改事件进行了分析，用了一个结构化的分析方法，分析的是医改有没有规律。为什么我们要做这个工作去分析医改规律？是因为首先我们是研究医改的，我们要知道昨天怎么来的，今天是什么样子，明天往哪儿去。我要回答原任高强部长的疑问，2007

年 4 月 28 日他来中国人民大学调研，座谈完以后就问了我一个问题，说中国人民大学还成立了一个医改研究中心，这个医改是不是过几年就没有了？我们觉得老部长提的这句话非常重要，我一直惦记着，所以有一天我一定要组织力量把这个事情研究清楚。

研究的结果是什么？我们基于这 15 个国家 110 年 266 次医改事件的分析，发现国际上的医改实际上是有类型的。首先一种类型是体制型，我们有一些指标，符合这个指标以后可以界定为体制型。体制型是什么特点呢？它就是以体制的变化为特征。比方说过去的公立医院全部办成私立医院了；过去没有医疗保障，全部建成医疗保障了；过去全部是私有的医疗保障，全部变成公立的。就是说大的体制变化，我们把它界定为体制性的。

还有一类是管理型的，我们也有很多指标，要界定管理型。比方说我们的医保费率增减，费率调高了调低了；比如说我们医疗的福利包变化，比如说过去保这个东西和不保这个东西，后来变化了。这样一些围绕质量和效率做的内容，我们把它界定为管理性的。

还有一类就是混合型的，把这两个结合起来的。我们总结确实还有规律，就是发现平均来说，简单统计这些样本国家平均 6.2 年有一轮改革。这三类改革是交替进行的，一般来说一次性体制性改革后面紧跟着几次管理性改革。也就是说，先建立了一个新的框架，后面就要把它充实、提高，很多管理性的内容就来了，怎么样把这个事情能够持续下去。

纵观国际上 100 多年的医改趋势我们发现：20 世纪 70 年代前是体制性改革为主，原因是因为那个时候正是国际社会经济危机之前大发展，战后大家都在建福利制度。所以那个时候，很多时候是从无到有，体制型比较多。在 20 世纪 70 年代后，特别是经济危机之后，更多的是管理型和混合型的,就开始改革了,单纯性的体制改革实际上现在是越来越少。再一个我们发现的就是,20世纪90年代后,管理型改革的频率越来越快,很多改革就是管理型改革。所以过去我说过一句话,你别看外国也改革,我们也改革,实际上改革的性质和内涵是不一样的,很多的改革是属于管理型改革,我们是管理型,兼有体制型改革,是不一样的。

我们"十二五"定的这些主要任务,我们做的工作主要是什么?形成新框架、打牢基础、增强改革为主、建立新机制、从无到有、单项突破为主、解决"能看病"的问题,这是"十二五"的一些特点。"十三五"的特点就是,以管理改革为主,全面制度建设,提升质量效率,存量改革为主,精细化管理,从有到优,我们强调综合性、系统性和协调性,解决"如何看病"的问题。前面我们讲"十二五"解决"能看病"的问题,"十三五"解决"如何看病"的问题,那个时候是只要能看到病了,解决了医疗问题就不错了,现在我们讲如何看病,我们讲分级诊疗,我们讲医、护、康一体化,我们讲究医养结合,研究"如何看病",过去是研究"能看病",所以现在的性质不一样了。

基于这些,我们再看中国这一轮改革和国际上我们研究的规律实际上有很大的相似性或者一致性。比方说我们新医改到这一轮,实际上我们是历时7年,全球的平均数是6.2年。我们"十二五"的那些改革内容和"十三五"改革内容,我们梳理出来发现,确实是符合管理型为主的这样一个混合改革的指征,我有专门的论文,并且那里面有很详细的指标,逐一指标去对照,发现是非常符合的。

4."十三五"医改规划的特征分析。我们为什么要分析这个规划特征?我想一定要把握这种转变和变化。通过把握转变和变化来提高我们工作的应对思路,我们响应的策略,这个是今天我重点要说的。

（1）政府由投入扩张开始。政府的责任"十二五"是从投入扩张开始的。比如说我们"十二五"做了很多工作，充分体现了政府投入责任的决心和力度。首先是医保覆盖面，大家知道，医保覆盖我们过去搞了很多年，医保改革主要覆盖了职工。从"十二五"开始我们把城乡居民全覆盖了，在这里面财政投入 80% 左右，说是全覆盖，实际上主要责任是政府在做。补助标准大家看，从"十二五"的医改 120 元／人，到了现在 360 元／人，这是一个平均数。这个平均数可以说一句，是国家对中西部地区投入的最低标准。实际上东部地区，有的地区自己筹的，比这个还要高。比方说北京地区，远远超于这个，实际上也是财政投的。公共卫生要说一句，我们前几年医改实际上政府责任的体现就是公共卫生这一块有很大的变化，基本上过去的政策全部落实了，同时又扩大到了很多的公共卫生项目。

所以在评价医改成效的时候，大家往往不太容易看到这一部分。为什么？因为公共卫生是为全体人群，为健康人群，所以大家感受不明显。而医疗是患者，大家对疾病这个感受非常明确，非常明显。实际上我一直说，很大的一个成就，经常被大家所遗忘或者淡忘的，就是说公共卫生我们投入很多，加强的很快，这一块应该是得益于我们上一轮改革，不管是从理论上、政策上，是说得比较清楚的，这是作为公共产品向我们居民提供的。所以这一块，我们也看到了，也投入了很多钱。

公立医院改革我们扩大试点，从一开始，50 家、100 家、200 家，大家知道，对公立医院财政投入"6+1"的政策，至少是 6 项政策，政府要保的，在很多地方也是做得不错的，也是增加了很多投入，换句话说，也是补了很多欠账。我们从"十二五"开始，我们是从投入里面体现政府责任的。

但是到了"十三五"，我们的工作重点已经开始转向了医疗资源的优化配置和调控,这一点是我们很大的一个变化,过去我们强调强基层、建机制、保基本。我们要解决看病难、看病贵,但是几年下来,我们发现看病难、看病贵实际上是转型了,或者说有新的形式。什么新的形式? 不是普通的看病难、看病贵,突出表现是大医院里挂专家号难。因为我们通过全民医保释放了医疗需求,在医疗需求释放之后,大家都愿意去大医院找大专家,这个时候突然到大医院找大专家看病又成了一个新的"看病"难了。再一个就是患者自付比例的问题,过去我们没有保障,后来有了保障了,但是相对来说,他个人的负担还是比较高的。

大医院人满为患、超负荷,基层就诊量相对较少。我们基层的就诊人数是增加的,但是增加的比例同大医院的增加相比还差很多。到"十三五"我们提出来,将分级诊疗放在首位,统揽全局。刚才姚司也解释了这个事,我觉得还是要看一下。在分级诊疗里面我们提出了健全完善医疗卫生服务体系、提升基层医疗卫生服务能力、引导公立医院参与分级诊疗、推进形成"诊疗—康复—长期护理"连续服务模式、科学合理引导群众就医需求。过去我们注重单体,注重某一个层面的改革,现在我们显然通过分级诊疗,把大中小,把医疗、康复、预防连接起来了,这个和过去的概念不一样。引导患者合理就医,这个对于过去来说我们没有触及,没有真正的这样做。现在我们提出来了,说明我们开始怎么样把这些资源盘活,怎么样把资源用好,这个是放到我们一个首位上的工作,这个过去是不一样的。

我特别讲大家要有这个意识,我们现在真正的空间在哪里? 不是简单的投入扩张了,空间是我怎么样把这个资源盘活,怎么样把资源用好,恐怕这是我们未来的一个很重要的工作着力点。

(2) 增量改革转向存量改革。我们2006年以后的改革,大家知道,我们的财政确实有很大的增加。这个增加有两个原因:一个是恢复性增长,就是说过去我们可能有些欠账应投没投到位;第二个确实也增加了很大的投入力度。在这里面有两个口径,大家经常讲,说公立医院投入比例比较低,但是实际上财政还有一块是补到了医保了,通过医保转过来了。如果把那一块算上,这个比例也是比较高的,就看从哪个口径来算了。不管怎么说,我们在很短时间内取得了很好的效果,实际上我们就是增量改革为主的,我们财政主导的,通过加大投入力度把这个事情做了。

但是注意,到了我们"十三五"的时候,我们就开始重点做存量改革了。这个存量改革是基于这几个环境变化:经济新常态、人口老龄化、疾病谱变化。经济新常态使得我们简单的高速投入,实际上是不太可能的。从人口老龄化的角度,我们的需求变化了,有一些不是简单的说你有钱就能解决的。比方说医护康、医养结合,不是简单的钱的问题,是怎么配置,打造这么一个服务链条、服务网络和服务体系的问题。比如说我们疾病谱的变化,特别是慢性病,这个也不是钱的问题,慢性病主要是怎么去规范化管理,怎么样做到了个性化、全周期,这个要求和过去是不一样的,所以我们再用过去的路子去做肯定是出不来这个效果。那么怎么办? 我们的发展方式要向质量效率型转变。从我们的医改角度,我们的医改规划提出来,就是要强调把握改革整体把握和精细化管理并重,尤其强调综合改革。尤其是 33 号文和 35 号文,我们都叫公立医院综合改革,我们加了"综合"两个字。综合改革当中还要注重各项改革之间的逻辑关系,特别是注重改革的持续推进,我觉得这个比过去的要求更高了。过去我们说做一个单项改革,过去有效果就不错了。现在你单项改革,肯定是不奏效的,你不但要综合改革,综合改革还要注意改革各项措施之间的顺序、关系,还要注意怎么样能够持续推进,所以这个要求难度是不一样的。咱们看演杂技的知道,一开始上场是拿一个碗,一会儿两个碗,一会儿手上、脚上、头上都顶,都排上来。现在到了高难度系数了,耍一个碗不行了,碟子和碗都要顶着,还不能摔了,这就是难度,我们要注意综合系统协调,哪一个碗都不能打,还要"玩"下去。

(3)医改从形成框架转向全面制度建设。以医保制度改革为例我来说一下。我们"十二五"期间全民的医保体系框架搭建基本完成了,我们看"十三五"医改规划提出来,围绕三个关键环节加大改革力度:资金来源多元化、制度保障规范化、管理服务社会化。你想要做全面制度建设,我们资金来源怎么样能做到多元化?除了我们传统的政府、用人单位和个人,还有没有其他的?我们说从国际经验来看,多元筹资这是一个很好的办法,我们怎么形成?再一个制度保障规范化这个怎么说?我们首次提出来,明确医保待遇确定和调整的政策权限,调整依据和决策的程序,这句话实际上是有很强的指导意义的,也有很强的针对性。就像这样一个制度,我们要能够长期可持续,我怎么去调整这个待遇?这个待遇和什么挂钩?怎么挂钩?有哪些指标是能够明确下来的?所以这里面有很多我们要做精细化的建设。还有一个是管理服务的社会化,大家知道,我们要从资助居民和职工参保角度可以很快做到,但是要提供高质量的服务是很难的。为什么?我们是一个13亿人口的国家,我们哪里有这么多的人力来提供医保管理和服务?这都是现实的问题。怎么办?我们叫管理服务社会化。但是社会化这个步子怎么迈?怎么样动员社会力量?既要能够完成我们的管理服务,质量不能降低,同时大家还愿意去做这个事,实际上这里面涉及很多管理制度创新的问题。从这个地方你就可以看出来,我们从过去搭框架,到我们全面建设,这就进入了一个新的阶段。

(4)规划的逻辑反映了改革试点的递进关系以及改革升级。今天的改革，"十三五"的改革和"十二五"的时候是不一样的。为什么不一样？在这里先给大家做一个理论的分析。我们研究以后，医改从一个政策动议到真正的实施是有步骤的，至少要经过四个步骤：

1）从理论上解释清楚政策原理。这样一项改革政策行不行？我想首先我们可以做理论的分析。

2）我们要借鉴国内外的经验。这个事现实当中有没有？有没有实践的价值，做得怎么样，利弊得失我们要去研究，去找。

3）基于实践制定可操作性的政策。我们鼓励一些地方试点，试完点以后去看，哪些政策我们怎么可操作。

4）扩大试点推广实施。通过扩大试点，然后来推广。

我想改革政策无外乎这几步。我们举个例子，从"十二五"到"十三五"我们哪些事情是按照这个走的？有两件事情：一是公立医院改革，从试点探索到全面推开；二是从构建基本药物制度框架到药品生产—流通—使用，"上下游"综合治理。

我们讲公立医院改革从试点探索，不管是县级医院也好，公立医院也好，我们最早是搞试点的，到现在我们是 2017 年全面推开了，各级各类医疗机构。这样一个事情，如果没有前期试点我们是很难做到的。所以在这个事情上，我是高度评价我们这几年医改的工作。很多人总是愿意争论，说我没有感觉到实实在在的效果，好像感觉不明显。我说这是对的，这里面过去我们的试点，最初是 17 个城市，后面是 66 个城市。但是就全国来讲，大部分的医院实际上还没有动起来。2017 年就不同了，如果我们各级各类真正动起来，大家的感受就很明显了。过去我们说没有形成规模效益，但是从两边看，从老百姓的感受来说可能不明显。但是从我们医改政策来说，我们说这也是一个必要的阶段，我们先做试点，试点一步我们再推开。现在又到了什么阶段了？"十三五"

到了推开阶段了，所以我们说这是全面升级了。

　　我大概八年前就说过，改革两大难点，前几天在我的公众号里面推送了十年前的文章，改革的两大难点：一是公立医院；二是药品生产、流通体制改革。我们从基本药物开始做这个事情，到了现在"十三五"我们又出了文了，要抓生产、流通体制的改革。从生产来看，注意我们有些东西措施是比较有力度的。比如说以质量为主，鼓励创新和研发，其中提出来淘汰疗效不确定、风险大于效益的品种。能把这个话提出来，我们能够理解，对于生产这个环节的要求是非常高的。从流通角度明确提出来，在"十三五"医改规划里面，推动药品流通企业兼并重组，过去我们只有搞国企改革的时候提过这样的话。但是现在我们在流通企业里面明确提出来了兼并重组，要实施"两票制"改革。同时我们在相关文件提出来，未来要 100 家流通企业占到我们整个流通份额的 90% 以上。换句话说，集中度空前提高，这个行业肯定会重新洗牌。

　　从使用环节，我们是医疗机构全面零差价，并且未来还要探索用一些循证医学、药物经济学评价方法等等。这些说明什么问题？说明我们把生产、流通、使用三个环节综合考虑，上下游综合治理。这个和过去我们简单地抓一个基本药物显然是不同的，这也是一个全面升级。

　　(5) 从重需方改革转向供需双方的协同管理。过去我们说，解决看病问题就是资助居民参保，就是提高报销比例，这样不是解决了吗？我们现在的认识是不一样的。现在我们说对于供方，我们医疗机构要进行优化，包括分级诊疗，我们创新诊疗康复、长期护理的连续服务模式，双向转诊等等，这是对于供方。特别是对于需方，我们专门提出来要家庭医生签约，还要引导居民就医需求。这个事真正的性质或者升级在什么地方？就是说我们通过基层，把供需两方紧密的结合起来。过去我们仅仅说我给你钱，你可以去看病。现在说我们把医生、家庭签约、分级诊疗和患者紧密的结合起来。所以这个和过去我们的思路是不同的,因为在过去可以说大家是不愿意说,或者觉得没必要说我们对患者进行什么管理。我们现在已经说得非常明确了,一个是加强,再一个分级诊疗,引导科学合理就医,所以这种协同管理已经提到日程上来了。

(6) 从控制"看病难、看病贵"转向同步控制医疗费用增长。这个最近力度也比较大,因为我们通过"十二五"的改革实验,当时我们重点解决"看病难、看病贵"问题,现在我们同步解决医疗费用增长的控制。在这个规划里面提到了几点:一是要建立机制,公立医院控费的监测和考核机制要建立起来;二是动态调整,分类确定控费并要求动态调整,各级各类医院要有一个动态调整机制;三是要加强透明度,向社会公开,费用指标排序。这个事情大家会看到,我们和过去简单的说解决看病费用分担,或者看病贵的思路是不一样的,我们现在已经是并重了。

我简单归纳一下,认识"十三五"的医改规划我们很多都变了,这些新的特征集中表现在:一是政府责任由投入扩张转向资源配置调整并重;二是由增量改革转向存量改革;三是医改从形成框架转向全面制度建设;四是改革试点的递减关系及改革升级;五是从重需方改革转向供需双方协同管理;六是从控制看病难、看病贵转向同步控制医疗费用负担。对于我们下一步都有很直接的作用和影响关系。

5. 分析结论及政策建议。我认为"十三五"的医改是全面、持续、深化的改革。怎么理解这个全面?就是我们看到所有涉及医改的这几大领域,这些环节,全部纳入改革的范围,全部启动。我们公共卫生也好,医疗服务体系也好,药品也好,医保也好,全方位的,这一点理解全面,不像过去讲可能哪个地方没动,还有很多人说等着看,现在还不急,等出结果来再说。现在是全面的,没有再等着看的情况了。再就是持续,怎么理解持续呢?实际上我们看出来,在"十二五"期间开始探索的,"十二五"期间我们可能是作为其中的一项子项,现在我们深入推进了,我们不会说停下来,这个已经不可能了,我们会持续做。深化怎么理解?我们过去很多的存量的,或者说难啃的骨头,我们现在都一一地提到日程,我们要攻克。一句话,就是医改到了攻坚阶段。

"十三五"的医改是从投入为主转向调控资源配置为主,我觉得这个是更高一级的。过去我们说怎么往里投钱,现在是不但要投钱,还要怎么去摆布它的结构和分布,怎么通过摆布这个结构和分布,提高我们资源的配置和使用效率。以增量为主转为存量改革,最后的结局是利益格局的调整势在必行。过去我可以不参与,只要和我无关就行了。现在看,这种利益结构格局调整是势在必行的,一会儿再说怎么办。

我们从学术角度分析,我们"十三五"医改兼有体制型改革和结构型改革的性质,所以说精细化管理是未来改革成功的要件。我们到任何地方去看,如果它改革的效果好,改革出经验来了,你去看,它总有管理创新的地方。我们进一步再从理论上分析,我们用了一些组织变革模型去分析,比方说龙溪,我们原来写过一个报告。我们发现所有的组织变革成功的地方,在它的驱动力方面除了领导人的压力,除了激励之外,必然伴随着管理创新和技术创新。就是没有管理创新的内容和技术创新的内容,实际上他是做不下去的,做到很多地方就卡住了,所以我们很多改革是推不下去的。所以我们未来精细化管理,也是改革成功的一个要件,你要做得好肯定有精细化。

一会儿厦门和大连的同志都会介绍,我简单说一句,我到他们那里去,也跟他们联系。发现厦门的精细化管理,确实管到人,管得非常细。大连附二医院赵院长他们那里,和基层联系非常密切,每个科室都是"双机双待",我们说手机是两个卡,他们那里每一个科室,比如说 B 超的、心电图的,还有病理的,每个科室都是两个电脑屏,一个是本院的,一个是联盟组织的,和本院看病是一模一样的,一点都没有时滞,一点都没有影响,真正的做到了完全同步。这样的话,下面的医联体组织才相信你,很多老百姓就不用到你这里来了。他就在基层网点,近两百个这样的合作网点。在那里看了之后,一检查、一化验马上传过来,结果马上就出来了,一点时滞都没有。所以如果看这个联盟能运转,大家能够信赖他,必定有精细化管理做支撑。没有这个东西,你那个联盟,你那个医联体,别人都说是假的,根本就感觉不到,这个就在身边。所以精细化管理,我们觉得是非常看重的。

"十三五"医改规划如何响应?在座的包括我们领域和行业关心这个的人都关心这个问题。从大的思路来说,适应持续改革的要求,因为我们这个改革开弓没有回头箭,我们会持续做下去。那么怎么办呢?要用公共治理和社会治理的思路。具体来说,就是我们要进一步研究政府力量、社会力量和市场机制如何对接。我一直在琢磨,实际上我们中国经济总量这么大,我们总书记现在出访刚刚在世卫签订了协议,就是要把"一带一路"几十个国家一块做公共卫生和健康。我们这么大的一个资源,这么大的一个盘子,我相信资源是很多的,不仅是政府和社会力量,还有市场的力量,怎么结合?关键是找到对接点,同时消除对抗点。那些不能协调的东西我怎么消除?能对接的怎么对接起来?我想这里面就有一个巨大的潜在的力量,就跟现在咱们讨论 GDP 一样,经济发展,就是我们潜在的 GDP 在哪里。我认为我们这个潜在的力量非常大,我怎么去研究,把它对接起来,共同推动。

适应持续改革的要求,我们要深化改革,要培养一批懂改革、善改革、能改革的人才,建议考虑开展在职的学位、在职培训、短训相结合的改革骨干班,培养一批改革的后备人才。为什么我提到这个事?几乎我到任一个地方调研发现,所有改革好的地方,都有几个"明白人",都有几个特别懂政策的，有几个得力的人。这个事这一个城市干起来了，如果没有几个"明白人"，你就是想帮他都很难，因为这个事他做不了，根本就研究不透。所以过去我说改革看"三长"，主要是市长、局长和院长。现在我再说一句，就是一定要有几个"明白人"在那里做事，有了这几个人，这个事就做成了。如果没有的话，你再怎么着急，领导再着急，出不来东西。所以我们说，这个事恐怕从中长期来看，我们可以做一些工作。

适应管理性改革的要求，我们现在很多政策都是非常细的，比如说我们医疗服务价格调整，我们的薪酬改革，绩效管理都非常细，都有技术含量。我们未来应该重视医改政策工具的研究和开发，对于难度较大的，比方说医改任务、医疗服务价格调整，绩效调整等等，不但要给政策，还要教方法、授工具。现在也到了这个时候了，有的地方领导拍板很难，关键是怎么去做，怎么去落实，他做不了，心里没底的事，总是觉得这个事情不踏实，不愿意拍这个版。

这也是我近几年思考的问题，我们医改还有什么筹码，怎么推动？我们医改本身是调配资源的，怎么办？将健康中国建设和健康产业发展看作是医改的增量，通盘布局，以增量带动和撬动存量改革，顺势推动相关领域的改革。我想大家都想发展，医疗机构也好，医疗企业也好，但是你老说让它这么降，那么降，他会说我怎么生存？空间在哪里？我想把健康中国建设和健康产业发展，很多的增量因素考虑到改革里面来，统筹考虑。要不然他说你给我钱，简单的加钱又不太现实，也不可能增那么多。但是我觉得这个事，我们是可以考虑，怎么样去盘活这些资源。

强化规划约束，以改革规划为准绳来评价各地医改工作，将医改规划的内容作为检查、考核各地医改工作的重要指标，树立规划的标杆地位。为什么我强调这个事？今天之所以我们在这里开会，我想大家从现在开始，念念不忘我们的"十三五"医改规划，我们要管五年，我们这五年工作要围绕五年规划来开展，千万不能规划是规划，工作是工作，"两张皮"。未来一旦树立这个标杆地位了，我们这个规划就管用了，我们这个规划不仅是管政府部门的，还有社会力量的，还有市场机制的，我们都要统一到规划上来。所以我特别愿意共同的为研究、落实咱们这个规划来工作。

适应全面改革的要求，我们现在的改革已经全面推开了，我们应该由过去的重点研究、制定政策，转向评估工作落实和政策实施效果，重点抓落地环节。关于这个，去年我写报告的时候就意识到这个县级公立医院改革的经验。有的地方做得好，有的地方可能做得不好，原因何在？不是没有政策。过去大家讲缺乏顶层设计，我们研究的结果不是这样的！很多的就是落地这个环节没有抓好。为什么没有抓好？我们也进一步分析，就是作为一个好的政策，实际上也不是自然而然地落实的。改革是两种力量在"平衡"或者"角力"，一种是驱动力，一种是阻力，你破除这个阻力，这个事情就落地了。如果卡壳的地方落地不了，或者说驱动力不够大，驱动力小于或者等于阻力，它就在这里不动。驱动力大于阻力，它才开始动。如果你把阻力有效的消除，它就运行得非常顺畅，这是我们很通俗的一个表述。所以我想怎么研究消除阻力，怎么样增大驱动力，这个事情自然做成了。政策是没问题，大政方针已定，我们按照这个去做没有问题，关键是怎么样抓落地的环节。

从我做起，中国人民大学医改研究中心配合做什么？

（1）打造平台。加快医改专家信息平台建设，聚集和整合医改相关领域的国内外科研教育资源，围绕医改政策研究和政策传播，发挥智囊参谋和交流平台作用。关于这个，今天早晨还有英国高校的专家跟我发邮件联系,包括教学、培养人才各方面的交流。我想从我们的角度把资源整合起来,我们一起围绕中国医改做事情。

(2)学以致用。把教学科研更加紧密结合起来,深入改革第一线,总结改革模式和研究破解医改中的管理难题,并研究开发相应的政策工具,为基层提供改革利器和管理工具。我们最近在加班加点做这个事情,一定要帮着基层来解决管理难题。

(3)以文会友。积极配合国家有关部门,加强同试点地区和单位的交流联系,切磋交流,砥砺前行,为顺利完成"十三五"医改规划作出应有的贡献。

我就汇报到这里,不当之处请大家批评指正,谢谢大家!

二、解读《深化医药卫生体制改革 2017 年重点工作任务》(国办发〔2017〕37 号)

2017 年 5 月 5 日,中央政府网公布了《深化医药卫生体制改革 2017 年重点工作任务》(国办发〔2017〕37 号),本部分收录了王虎峰教授针对 2017 年医改重点工作任务的解读,共 1 篇。

《深化医药卫生体制改革 2017 年 重点工作任务》四大看点

【简介】　本文于 2017 年 5 月 5 日首发于新华社媒体平台,后被(原)国家卫生计生委官网等媒体转载。

新华社北京 5 月 5 日电(记者 王宾 李松)分级诊疗试点和家庭医生签约服务扩至 85% 以上地市、城乡居民医保财政补助每人每年提高 30 元……近日,国务院办公厅印发《深化医药卫生体制改革 2017 年重点工作任务》提出,2017 年要基本建立分级诊疗、现代医院管理、全民医保、药品供应保障、综合监管等 5 项基本医疗卫生制度框架，为深化医改"落实年"搭建"四梁八柱"。

2017 年，深化医改有哪些"小目标"、怎样推进"施工图"？破改革痼疾如何做到"踏石留印、抓铁有痕"？专家认为，《工作任务》体现了进一步完善医改政策的总思路和要求，体现了将改革上升为制度建设的发展趋势。

看点一：破基层看病难之"痛"，2017 年分级诊疗试点扩大至 85%以上的地市

总量不足、结构不合理、分布不均衡，我国医疗资源的"中梗阻"让基层人民群众就医难现象长期存在。医疗卫生服务供给侧结构性改革如何提升"含金量"？国务院医改办主任、国家卫生计生委副主任王贺胜表示，作为"十三五"深化医改规划首要任务之一，分级诊疗是优化就医秩序的关键一环，对构建医改新格局具有战略性意义。

数据显示，截至 2016 年底，4 个直辖市和 266 个城市开展了分级诊疗试点。《工作任务》强调，今年进一步扩大试点范围，分级诊疗试点扩大到 85% 以上的地市。

"通"则不"痛"，放大优势医疗资源效应需要医疗联合体的制度创新，在机制层面做好分级诊疗"助力器"。《工作任务》提出，全面启动多种形式的医疗联合体建设试点，三级公立医院要全部参与并发挥引领作用。王贺胜表示，建设好"百姓家门口的医院"有利于优质医疗资源的上下贯通，是逐步实现为人民群众提供全方位、全周期健康服务目标的重要抓手。国家卫生计生委卫生发展研究中心研究员赵琨认为，今后应加速破除制度壁垒，鼓励社会办医加入医联体建设，完善配套措施，凝聚医疗资源合力。

让大医院"愿意放"、让患者"下得来"，怎样确保基层服务"接得住"？在为基层诊疗服务能力"造血"方面，《工作任务》强调培养全科医生2.5万名以上，新增7万名左右医师参加住院医师规范化培训，加快健康产业发展相关人才培养，同时优化基层医疗机构中高级岗位比例，增强岗位吸引力。

看点二：公立医院医疗费用平均增幅控制在10%以下，年内力破"以药补医"

"公立医院改革是新一轮深化医改工作中最难啃的'硬骨头'。"有专家表示，我国亟须建立现代医院管理制度作为运行新机制的转换"枢纽"。负担重、责任大、关注多，公立医院如何理顺医疗费用结构、为百姓就医省下"真金白银"，同时增强人民群众满意度、调动医务人员积极性？

为降药价"虚火"，《工作任务》明确，9月底前全面推开公立医院综合改革，所有公立医院全部取消药品加成（中药饮片除外）。调结构、腾空间，《工作任务》明确允许医疗卫生机构突破现行事业单位工资调控水平，对医疗卫生机构单独制定绩效工资总量核定办法，逐步提高诊疗费、护理费、手术费等医疗服务收入在医院总收入中的比例。"《工作任务》对公立医院精细化发展提出更高要求，将助推内涵式发展。"中国人民大学医改研究中心主任王虎峰说。

专家表示，要把公益性写在公立医院改革的旗帜上，避免"以经济效益论英雄"。同时，真正实现《工作任务》中提出的"协调推进管理体制、医疗价格、人事薪酬、医保支付方式等改革"，加快公立医院职能转变，提升医疗服务的质量和效率。

看点三：医保管理"六统一"，做好"杠杆""引擎"

长期以来，在旧有制度下，一些地方的药品采购归口卫计部门，医保部门负责"买单"却无法"点菜"。如何落实医保基金外部制约作用？

《工作任务》强调，要试点设立医保基金管理中心，承担药品采购和费用结算、医保支付标准谈判等职能。"这将有利于实现基本医保基金的统筹管理，有利于发挥医保对采购药品的集中支付功能，有利于加强对医院和医生的监督制约、规范服务行为。"福建省医保办主任詹积富说。

人社部社会保障研究所相关专家同时表示，医保支付不仅要着眼于医保基金平衡和参保人待遇，今后还要注重患者对药品的可及性以及医药市场的平稳运行。

看点四：2017 年综合医改试点省份和 200 个公立医院综合改革试点城市全面推行"两票制"

针对药品价格虚高、流通乱象频现等问题，《工作任务》按照《国务院办公厅关于进一步改革完善药品生产流通使用政策的若干意见》有关要求，在药品改革领域"全链条、全流程"发力，改革完善流通体制。2017 年综合医改试点省份和前四批 200 个公立医院综合改革试点城市所有公立医疗机构全面推行"两票制"。同时，坚持集中带量采购原则，让药价"在阳光下形成"。

为让老百姓用上价廉质高的放心药品，《工作任务》强调进一步扩大短缺药品定点生产范围，建立健全短缺药品监测预警和分级应对体系。中国药科大学教授丁锦希表示，《工作任务》体现出精准施策的改革方向，为迫切的健康民生需求"真正兜好底"。

丁锦希指出，按照《工作任务》相关安排，下一步我国还应加强发挥药师作为用药安全"把门人"的作用，促进医疗机构合理用药。(来源：新华社，2017 年 5 月 5 日)

三、解读《国务院办公厅关于建立现代医院管理制度的指导意见》(国办发〔2017〕67号)

2017年7月25日,中国政府网公布了《国务院办公厅关于建立现代医院管理制度的指导意见》(国办发〔2017〕67号)。这是我国现代医院管理制度建设的最重要的文件之一。本部分收录了王虎峰教授针对该文件的解读,共1篇。

政府管理医院新的制度安排——
建立现代医院管理制度政策解读

王虎峰

【简介】 本文原载于2017年7月26日人民网-人民健康网,后被搜狐网等媒体转载。

1. 深刻认识政府对医院管理职责的重要性。公立医院是国家社会服务系统的重要组成部分。在市场经济条件下,公立医院发挥着不可替代的作用,从其举办的宗旨、运行的方式、提供的服务,特别是对老人、穷人、妇女、儿童等特殊群体的服务,都是体现了公益所在,有助于社会公平的实现。改革开放以来,我国在建立社会主义市场经济方面取得长足进展,对于竞争性的行业有了比较适应的管理方法,但是对于公立医院为主体的医疗服务领域还需要进一步完善政府管理的职责,改进管理的办法。新医改以来,我们取得的重要经验就是管理公立医院既不能套用机关事业单位的老办法——主要运用行政管理的手段进行,这样往往容易把公立医院"管死",也不能简单照搬管理企业的办法——简单用市场机制的一套办法,往往会损失公益作用。因此,《国务院办公厅关于城市公立医院综合改革试点的指导意见》(国办发

〔2015〕38号〕提出政府对公立医院的管理职责是四项内容：领导责任、保障责任、管理责任、监督责任。应该说这些政策对推进公立医院综合改革起到了重要作用，现在大家的认识有了明显的提高。日前出台的《国务院办公厅关于建立现代医院管理制度的指导意见》，对政府管理医院又进行了细致的规划和明确，是在更高的层次对制度框架的构建以及相关内容进行明晰。这既是对八年医改的总结，也是对医改经验的制度化升华，对进一步探索和完善现代医院管理制度，深入推进公立医院综合改革具有重要意义。

2. 健全医院治理体系是建立现代医院管理制度的重要保障。党的十八大以来，党中央提出了治理能力现代化和提升治理能力的重要战略目标，而健全医院治理体系是国家提升治理能力的重要组成部分。应该从以下四个方面来理解建立健全医院治理体系的内涵。

（1）做尽责的有限政府。在医疗领域存在公立和非公立的医疗机构，因此，政府一方面要对公立医院的基本投入、历史债务、医疗服务价格等等一些重要的、基础性的运营条件进行保障，同时对公立、非公立医疗机构在内的区域进行科学规划，所以在这方面应该做一个尽责的政府。由于医疗服务多样化的需求，以及非公立医疗机构的发展，在满足多样化需求和多种所有制机构发展的过程中，还要充分调动行业的、社会的、乃至居民的积极性，共同参与。也就是说，政府不能包揽一切。概括起来讲，有所为，有所不为，政府做尽责的有限政府，需要"所为"时一定要尽责，有所"不为"时不是简单放手不管，而是帮助和扶持社会组织去管理。

（2）医疗机构发展到什么程度，监管就跟进到什么程度。医疗领域具有不完全竞争性，医疗服务具有信息不对称性，医疗事业关乎国计民生,这些特征决定医疗领域符合监管的基本特征。所以,政府对医疗领域加强监管,在理论上有依据,在现实中有需求。政府要像抓金融保险领域的监管那样,切实负起监管职责。政府在医疗领域的监管职能不是可有可无的,医疗机构和医疗服务发展到什么程度,就要求政府配套的监管跟进到什么程度,否则就容易出现问题,这是监管的一条基本规律。

(3) 注重放管结合,宏观调控,微观放权。对医疗机构,在宏观上要加强统筹管理,关键在"统筹"二字,将"分散管理"改为"统筹管理"是一种管理模式的创新。同时,对公立医院要落实经营管理自主权。医疗行业是一个提供涉及居民生命健康服务的特殊行业,公立医院的运行关乎能否及时响应居民和患者的需求,能否及时有效调配各种资源,所以如果按照管理机关的方式把人财物统管起来,既不现实,也不可能。因此,在法律法规的框架下应该授予公立医院人事管理、薪酬分配、经营管理等自主权,这也是建立现代医院管理制度的重要方面。只有这样才能充分调动管理者以及医务人员的积极性,才能使医疗机构提供有质量的服务,同时提供有效率的服务。

(4) 多元监管是治理体系的应有之义。政府监管是不可替代的,社会监督和行业自律也不是可有可无的。一些细节的管理,一些行业技术的管理,政府不可能全部包办。在完善政府宏观管理和监管的同时,还要把一部分监督功能赋予社会组织,下大力气改革医疗技术、质量安全、评估认证制度,探索第三方评价机制。这既是国际上成功的经验,也是当前需进一步加强和充实的环节。

3. 积极探索政府举办公立医院职能的有效实现形式。在明确了现代医院管理制度的大政方针之后,要着重理解和研究政府举办公立医院职能如何落地,在这方面文件有几个新精神、新提法要重点理解和掌握。

(1)"积极探索公立医院管办分开的多种有效实现形式"。也就是说,管办分开不应拘泥一种模式,各种方式应该是综合的、组合的,不是单一的、分割的。对医疗机构的协同监管、综合监管,比"分段"监管、"分环节"监管效果要好。要研究如何将多种有效的方式进行合理的搭配,要不断创新完善具体的管理形式。

(2)"统筹履行政府办医职责",这句话很关键。政府职能虽然分散在各个部门,但是作为办医的重要职能应该统筹行使。现在一些地方实行的公立医院管理委员会就比较好地解决了这类问题,避免了"九龙治水"的不利局面。如果能在统筹上下功夫,找到突破口,办医职责就会更好履行。

(3)政府办医的主要内容。政府要行使公立医院的举办权、发展权、重大事项决策权、资产收益权,同时审议公立医院章程、发展规划、重大项目实施、收支预算等。这些内容如果没有一个统筹的方式进行集中决策,就很难达成共识,很难产生实际的推进作用。因此,落实这些内容客观上要求改进政府履行举办职能的决策模式和管理方式。

(4)政府办医的重点任务。应围绕以下几项开展工作:①制定区域卫生规划和医疗机构设置规划,总控医院的数量和规模。这是政府调控区域医疗资源配置的总开关、总阀门,应该把好总开关和总阀门,促进医疗供给和需求的均衡发展,这对从根本上解决看病难问题具有基础性作用。②全面落实符合规划的公立医院投入政策,逐步偿还化解符合条件的长期债务。这一点就是要解除公立医院的眼前之忧和后顾之忧,让公立医院能够正常履职,提供公益服务。③逐步建立以成本和收入结构变化为基础的医疗服务价格动态调整机制,这一条现在看来尤为重要,决定着公立医院新机制的建立以及可持续发展,关系到建立符合行业特点的薪酬制度。政府不仅要"授人以鱼",更要"授人以渔",不仅要保障必要的投入,更重要的是要实现医疗服务价格动态调整。④在公立医院编制、医院领导人员选拔任用、建立薪酬制度方面都要与时俱进、不断创新,这方面的政策改进要与现代医院管理制度相协调,与整体推进工作步骤相一致。⑤建立以公益性为导向的考核评价机制,通过建立评价机制形成专业监管的局面,逐步由行政审批转为专业监管,以促进政府职能转变,提升医疗机构服务质量和效率。

4. 准确行使政府对医院的综合监管职能

现代医院管理制度要求政府充实完善监管制度和监管内容,其中要点是通过综合监管制度对以下几个方面进行监管。

(1)重视医疗质量和安全。医疗领域服务的性质决定了质量和安全是"生命线",政府不仅要负责准入,更要对质量和安全进行长期有效的监管。

(2)规范服务。医疗服务的个性化特点使得规范服务尤为重要,要建立标准、执行标准、完善标准,当前特别需要完善机构、人员、技术、装备的准入和退出机制。

(3)抓重点问题。把当前群众反映的、社会关注的突出问题作为监管的重点,特别是对社会造成重大影响的乱收费、不良执业事件等行为。对造成重大医疗事故或严重违法违纪的定性案件,要进行重点监管,建立问责机制。

(4)把握边界。公立医院应该在一定的边界中自主运作,对于超范围运作,超标准建设和提供超比例特需服务的,进行严格监管,决不能助长贪多贪大的攀比心理。

(5)健全"分类管理"。健全非营利性和营利性社会办医医院分类管理制度,对这两者进行有差别的、有重点的监管,尽早建立覆盖全行业的综合监管制度。

2018 年

一、解读《国务院办公厅关于改革完善医疗卫生行业综合监管制度的指导意见》(国办发〔2018〕63 号)

2018 年 8 月 3 日,中国政府网公布了《国务院办公厅关于改革完善医疗卫生行业综合监管制度的指导意见》(国办发〔2018〕63 号),本部分收录了王虎峰教授针对该文件进行的解读,形成 1 篇文稿。

理解新时期综合监管制度的五个要点

【简介】 本文于 2018 年 8 月 4 日发布于健康与医改公众号平台,后被搜狐网等媒体转载。

《关于改革完善医疗卫生行业综合监管制度的指导意见》(以下简称《意见》)的发布实施,标志着我国基本医疗卫生制度五项制度建设进入一个新阶段,综合监管领域有了整体规划和统一部署,相关工作有了新目标和新要求,这对于建立和完善新时期我国的监管体系具有重要指导意义。文件高屋建瓴,系统规划,突出重点,体现了现代治理体系构建和实施健康中国战略的新要求,新趋势,具有丰富的内涵,需要整体理解和全面把握。本文重点从以下五个方面谈一些认识。

1. 深刻认识建立全行业综合监管制度的必要性和重要性。党的十八届五中全会以来,党和政府确定了健康中国战略,这对医疗卫生工作提出了更新更高的要求,是一个全方位的布局和新的工作模式转型,由此带来了一系列深刻的变化。同时,随着医药卫生体制深入持续的改革,体制机制正在发生深刻的转变,在旧的问题得到解决的同时,也出现了很多新情况新问题,特别是随着发展非公有制经济和多元办医格局的形成,所有制的成分更加多元。在这种新的发展与改革的格局下,建立与之相适应的全方位的监管体系势在必行。同时,十八届三中全会提出建立现代治理体系和提升治理能力,综合监管是治理体系的重要组成部分和治理能力的重要方面。科学适宜的监管是健康可持续发展的保障。2016年全国卫生与健康大会提出了五项基本制度(分级诊疗制度、现代医院管理制度、全民医保制度、药品供应保障制度、综合监管制度),将综合监管制度作为五项制度之一,充分说明了建立全行业综合监管制度的重要性。

2. 深入领会全面监管的基本原则,辩证把握,创造性地建立综合监管制度。《意见》提出四项基本原则:坚持政府主导、综合协调;坚持依法监管,属地化全行业管理;坚持社会共治,公开公正;坚持改革创新,提升效能。这四项基本原则缺一不可,相辅相成。特别是它们相互之间又是辩证统一的。坚持政府主导原则和坚持社会共治原则要结合起来理解才更加准确,因为,一方面监管是公共服务,是政府的重要职能,应该站在公共服务的角度去设计、提供监管服务;另一方面,政府也不是万能的,特别是在医药卫生领域,监管工作的专业性较强,人民群众对监管质量的要求很高,监管涉及的链条很长、面很广,完全靠政府去监管也是不可能的。所以一方面要坚持政府主导,特别是加强党的领导,强化政府在综合监管中的责任,同时又要坚持社会共治,通过全面信息公开,充分发挥信用体系的约束作用、行业组织的自律作用和专业组织的帮助作用,通过社会舆论的监督,共同推进综合监管制度的形成。因此政府主导必不可少,社会共治也是离不开的。依法监管和改革创新也是辩证关系。监管是一种法律意志的体现,以法律授权为前提,不管任何部门任何形式的监管都要以法律为依据,依法行政,规范执法。同时,因为社会经济的发展,监管的对象和内容也不断地更新换代,他们的工作方式随着信息化、全球化、城镇化也都在变化,所以,监管工作要与时俱进,充分运用信息化、大数据和透明高效的机制来进行全要素、全流程的监管。这就需要依法监管和改革创新很好地结合,这样才能很好地体现法律的效力、监管的效率和实施的效果。

3. 认识对监管主体责任的新要求,相关方要守土有责。第一,加强党的领导,一方面要充分发挥公立医院党委把方向、管大局、做决策的作用和基层党组织的战斗堡垒及党员的先锋模范作用,同时还要加强社会办医中党组织的建设。第二,强化政府的主导责任,在改进监管的方式方法、监管手段的前提下,充分发挥政府的主导作用,在监管方面把关键环节打好基础,比如法制建设、行业规划、标准制定等等。同时要在现有条件和现有资源下,通过建立综合监管协调机制来协调指导,完成一些重要的任务,所以政府的主导要体现在抓住重点和关键点。第三,落实医疗机构自我管理主体责任。对于微观层面的问题,比如依法执业、服务质量和安全、规范制定上,医疗机构要承担主体责任,一把手是第一责任人。所以在微观上要明确责任。同时对于医疗机构,要按现代医院管理制度的要求,通过制定章程,依章办事,并且自觉接受行业监管和社会监督。第四,发挥行业组织的自律作用和加强社会监管,这也是一个重要的方面,要从行业上培育行业组织者的专业化水平和公信力,通过制定管理规范化的技术标准,规范行业行为,维护信誉;

在社会监管方面自觉接受社会监督,发挥专业机构和中间组织的技术支持和社会监督作用。

4. 加强全过程监管,不能有被监管遗忘的角落。过去的监管工作比较重视事前审批,现在要把事前、事中、事后全流程的监管做好。首先是把握服务要素的准入,服务要素是源头,优化医疗服务要素的准入,在准入环节运用增加透明度、增加科学评价、增加优胜劣汰的机制,把服务要素这个源头把控好。二是对医药服务的质量和安全的监管,根据行业特点,对一些重点部门、重点专业、重要岗位、关键环节和特殊人群进行重点监管。三是对医疗机构的运行进行监管,对医疗机构运行的情况、过程和结果监管,严格执行营利性和非营利性分开的要求。四是对公共卫生服务的监管,公共卫生服务是一项关于健康的公共服务,同时又是对所有人群的服务,对人群健康至关重要,因此要对公共卫生服务进行绩效考核和监管。最后,还要对卫生从业人员、卫生行业秩序、健康相关产业进行创新性的监管。

5. 创新监管机制,为监管工作提供利器。不断创新才能保证监管的活力和效率,综合运用以下手段来提升监管工作的能力水平。第一,运用随机和公开的方式,来提高抽查的效率,对有突出情况的要加大抽查的力度和查处的力度。第二,充分利用透明的原则,增加监管透明度,主要是建立健全医疗卫生行业信用机制,健全信息公开机制,把不良的执业行为计入数据库,建立行业黑名单,实现违法违规行为处处受限,扭转违法成本偏低这种被动状况。在监管的工作机制上,形成网格化管理机制,通过统一的规划,进行定额、定员、定责,确保没有遗漏没有死角,同时完善规范化的行政执法机制,落实执法责任制和责任追究制,探索容错、纠错、免责机制。第三,建立综合监管结果的协同利用机制,把综合监管的工作同医药卫生机构校验、等级评审、医保定额、重点专科设置、政府财政投入、评优评先等挂钩。第四,建立风险预警和评估机制,引入第三方专业机构,充分运用云计算、互联网、大数据等技术,加强风险评估和分析,提高发现问题和防范、化解重大风险的能力。

二、解读《国务院办公厅关于印发深化医药卫生体制改革 2018 年下半年重点工作任务的通知》(国办发〔2018〕83 号)

2018 年 8 月 28 日,中央政府网公布了《国务院办公厅关于印发深化医药卫生体制改革 2018 年下半年重点工作任务的通知》(国办发〔2018〕83 号),王虎峰教授针对该文件进行解读,形成了 1 篇文稿,收录于此。

王虎峰:新时代医改新任务集中
体现创新和均衡发展

【简介】 本文是对《国务院办公厅关于印发深化医药卫生体制改革 2018 年下半年重点工作任务的通知》(国办发〔2018〕83 号)的解读,于 2018 年 8 月 29 日发布于央视网,后被新浪网、搜狐网等媒体转载。

央视网消息:近日,国务院办公厅印发《深化医药卫生体制改革 2018 年下半年重点工作任务》(以下简称《工作任务》),以人民健康为中心,持续加大医疗、医保、医药联动改革力度,聚焦解决看病难、看病贵等重点难点问题,推动医改向纵深发展。央视网记者就相关话题采访到中国人民大学医改研究中心主任王虎峰。

"《工作任务》是在重要时刻引领医改继续前进的重要文件,具有鲜明的导向性、承续性和创新性。"王虎峰说：

第一，《工作任务》是党的十九大及政府机构改革后出台的一个工作文件，起着重要的风向标作用。

第二，《工作任务》有着很强的承续性。尤其是在五项制度建设方面：在分级诊疗制度建设上，以医联体、家庭医生签约为主要抓手的策略，继续得到了体现；在现代医院管理制度中，专门讲到了深化医疗服务价格改革，优化调整医疗服务价格，加快建立以成本和收入结构变化为基础、及时灵活的价格动态调整机制；在医疗保障制度建设板块，强调要加强制度改革，提高筹资标准，按病种和DRGs支付的方式等是保持不变的工作方向；在药品保障方面鼓励优先使用基本药物，同时联合有关部门应对短缺药的问题；综合监管方面，一再强调体制机制创新，加大惩戒力度不变。此外，还提到了统筹配置相关领域的改革。

第三，"在坚持政策的延续性的同时，文件根据新时期、新情况、新形势提出来的新任务，提出了很多新内容，要特别关注。"王虎峰说，在分级诊疗制度建设方面，提到完善医疗联合体建设和分级诊疗考核，并且不同政策分别由几个部门来牵头，应该说这是一个很重要的信号。医联体建设和规范并重，由外延发展到内涵建设是一个趋势。在定价方面，完善不同的医疗机构定价和资助政策，所以要建立适应分级诊疗的价格体系，采用不同机构的不同价格政策。

在建立现代医院管理制度方面，也提出了新的内容。其中，对大家比较关注的药事服务价值如何体现有了进一步明确的说法，即允许地方采取适当方式体现药事服务价值。文件还提到开展建立健全现代医院管理制度试点，加强公立医院党的建设和行业党建工作的指导。

医疗机构的改革还将继续扩面,文件提出推动国有企业办医疗机构改革,推进军队医院参与驻地城市公立医院综合改革,构建军民深度融合医疗服务体系。这些说明改革走向全覆盖。

在全民医保体系板块中,提出的一个新的任务就是完善中国特色医疗保障制度改革方案。在这一板块中还提出:扩大职工医疗互助覆盖面,促进医疗互助健康发展,多层次的医保体系在不断完善和发展。

在药品供应保障板块,提出一些新提法:配合抗癌药的降税政策,来推动各省目录内的抗癌药集中采购;对目录外的,推进医保准入谈判。再有将鼓励仿制的药品目录内的重点化学药品、生物药品关键共性技术研究列入国家相关科技计划 2018 年度项目,这一举措说明国家加强了部门间的联动、推动国内仿制药的技术水平提高。

在综合监管板块,专门提到对全国 10% 的卫生领域被检单位开展国家监督抽检,加大监督、综合评价。另外,特别引人注目的是,推动对涉医违法犯罪行为开展联合惩戒,说明国家对监管非常重视。

第一次在医改工作要点中将"建立优质高效的医疗卫生服务体系"作为一个单独部分同"五项制度"并列进行部署。首次提出"研究提出整合型服务体系框架和政策措施,促进预防、治疗、康复服务相结合。"将预防、治疗、健康促进、医养结合一并来论述,体现了卫生医疗领域供给侧结构性改革将深化和提速。

此外,王虎峰说,还有一些政策也需要关注,比如完善县乡一体化,乡村一体化管理,推动县域综合改革;在全国建立若干高水平的区域医疗中心和专科联盟,促进优质医疗资源均衡布局;对医疗机构提出使医务人员薪酬达到合理水平,落实财政保障政策,落实"两个允许"(允许医疗卫生机构突破现行事业单位工资调控水平,允许医疗服务收入扣除成本并按规定提取各项基金后主要用于人员奖励）；改革完善疾病预防控制网络，说明我国疾控系统也将进行改革。文件提出构建慢性病防治结合的工作机制，说明适应健康中国战略建设的要求进行防治结合，也要考量如何落地等问题。在针对老龄化的社会需要方面，完善医养结合、开展安宁疗护试点等举措将逐渐推进。

第四，在加强医改组织实施方面，一是建立医改台账，二是加强对医改的监测，定期通报各省医改重点任务进展。同时，要求综合医改试点省选择部分地市进行探索，考核结果作为政府考核的重要内容，使2016年全国卫生健康大会提出的医改工作同其他改革工作"同部署、同要求、同考核"的要求落地。王虎峰说，由此可见，医改的组织保障力度不减，并且正在向精细化、制度化方向发展。（记者／张恪忞）

2019 年

一、解读《深化医药卫生体制改革 2019 年重点工作任务》

2019 年深化医改重点工作任务：文字少了　任务重了

（来源：新华网）

近日，国务院办公厅印发了《深化医药卫生体制改革 2019 年重点工作任务》（以下简称重点工作任务）。从 2011 年开始，国务院办公厅每年都会印发一次关于医改工作的年度重点任务。政府把下发医改重点任务作为一个把握医改方向、统筹规划、全面部署的重要工作抓手。

经过近十年演进,医改重点工作任务文件篇幅越来越凝练,具体的工作内容越来越多,这一方面体现出政府文风的转变,另一方面,也反映出医改工作任务越来越繁重,精炼文字承载着博大精深的内容。电视电话会提出一个中心、两个基本点,成为新一轮医改工作的重点,下面以分级诊疗和医联体为主线解读一下今年重点工作任务的精神。

1. 分级诊疗和医联体建设进入新阶段。2015 年国务院出台了《关于推进分级诊疗制度建设的指导意见》(国办发〔2015〕70 号),2016 年全国卫生健康大会以及 2017 年初出台的"十三五"医改规划将分级诊疗制度作为五项制度之一进行了部署,再加上 2016 年出台的《关于推进家庭医生签约服务的指导意见》(国医改办发〔2016〕1 号)和 2017 年出台的《关于推进医疗联合体建设和发展的指导意见》(国办发〔2017〕32 号),至此,以分级诊疗为首要任务的医改和以"家签"和"医联体"为抓手的战略格局形成。2018 年由国家卫生健康委员会会同国家中医药管理局制定的《医疗联合体综合绩效考核工作方案(试行)》(国卫医发〔2018〕26 号)发布,表明国家开始重视医联体的管理。同年,六部委联合制定的《关于开展建立健全现代医院管理制度试点的通知》规定了 14 项重点任务,其中提出的第 12 项就是"积极参与分级诊疗建设,积极参与多种形式的医联体建设"。至此,可以明确地说,医联体的建设和公立医院综合改革、现代医院管理制度建设已经融为一体。今年医改重点工作任务在研究制定的文件中专门提到"制定医联体管理办法",这标志着医联体建设将进入一个新阶段,政府对分级诊疗和医联体建设从宏观政策的指导逐步转到了具体的行业管理,加强行业管理也将成为下一阶段的政策目标。

2. 医联体建设新目标和新思路。今年的重点工作任务提到新的目标就是"重点在 100 个城市建设城市医疗集团,在 500 个县建设县域医共体,鼓励社会办医在内的各级各类医疗机构平等参与。"这句话有几个要点需要理解:第一,100个城市大约占我国城市总数的三分之一,500个县域大约占我国县级行政区域的五分之一,覆盖区域占比比较大,任务比较艰巨,医联体的建设需要进一步去大力推动和落实。第二,要建立能够包容非公立医疗机构在内的城市医疗集团,互相之间的协作就是非常重要的一环,这需要在医联体管理模式上创新,建立兼容公立与非公立医疗机构的管理机制,这一点亟待探索。第三,在本段落中,先提出"以学科建设为重点",之后提出"指导各地以病种为抓手,明确不同级别和类别医疗机构的职责和功能定位,建立分工协作机制。"再提及医联体建设,这反映分级诊疗和医联体的管理精细化趋势,过去是从优质资源下沉和提升基层服务能力开始推动医联体建设,现在进一步提出以病种为抓手,落脚点在病种协作上,反映管理上的进一步细化,有了具体的落地方法。

3. 进一步建立对公立医院平衡的激励约束机制。重点工作任务文件中提到:全面开展三级公立医院综合绩效考核工作,考核结果对外发布。2015年出台的《关于加强公立医疗卫生机构绩效评价的指导意见》(国卫人发〔2015〕94号)当中提到了公立医院绩效考核结果公布,但没有要求对外发布,一些地方也是行业内通报。这项对外发布的要求真正落实后,对各家医疗机构的竞争压力将会增大;同时要求各省启动二级以下医疗机构绩效考核工作,实现二三级医院全覆盖。这对医疗机构的约束将大大加强。另一方面,在激励方面,再次提出"深入推进公立医院薪酬制度改革,落实"两个允许"要求,使人员经费支出占公立医院业务支出的比例达到合理水平"。总体来看,新医改以来患者的就医体验改进,满意度提高比较明显,但医务人员的改革获得感相对滞后,因此强调激励具有现实针对性,也很有必要。2017年初四部委联合发布了《关于开展公立医院薪酬制度改革试点工作的指导意见》（人社部发〔2017〕10号），明确提出"公立医院将实行薪酬制度改革，允许医疗卫生机构突破现行事业单位工资调控水平，允许医疗服务收入扣除成本并按规定提取各项基金后主要用于人员奖励"，但是当时提出的试点范围是：上海、江苏、浙江、安徽、福建、湖南、重庆、四川、陕西、青海、宁夏等11个综合医改试点省份各选择3个市（州、区），除西藏外的其他省份各选择1个公立医院综合改革试点城市进行试点。2017年底人社部等四部门进一步发布了《关于扩大公立医院薪酬制度改革试点的通知》（人社部发〔2017〕92号），试点范围有所扩大，此次重点工作任务则提到"明确制定公立医院薪酬制度的指导性文件"，这意味着公立医院薪酬制度改革工作将全面推开。

4. 相关政策文件的制定出台也将对医联体的建设产生重要影响。重点工作任务明确了一系列要研究制定的文件，也将对医联体建设产生重要影响。第一，重点工作任务提出"制定《健康中国行动（2019-2030年）》"，这是落实健康中国战略的配套政策，未来医联体建设当中要更多考虑健康因素，工作的方式方法要与之相适应，实现从医联体到健联体的转型。第二，重点工作任务提出"督促指导各地建立有利于理顺比价关系，优化收入结构的公立医院医疗服务价格动态调整机制"，这一点也和医联体建设有很大关系。第三，重点工作任务提出"出台互联网诊疗收费和医保支付政策"，同时提到"建成全民健康信息国家平台和省统筹区域平台，所有三级医院联通到县"，"推动互联网＋医疗健康"有序发展，这对未来医联体建设和远程医疗发展显然是重要利好。

此外，重点工作任务中提出的"推动落实的重点工作"，按当前的医改工作形势来看，这些工作都是重要且比较紧急的任务，特别值得有关部门和医疗机构去领会和贯彻落实。各地落实的情况和效果如何，将是国家督促和考评的重点内容,需要引起足够的重视并加以贯彻落实。

（王虎峰　中国人民大学医改研究中心主任　国务院医改领导小组第三届专家咨询委员会委员）

二、解读《关于以药品集中采购和使用为突破口　进一步深化医药卫生体制改革的若干政策措施》

以药品集采和使用为契机,
推进医疗服务价格动态调整联动改革

（来源：中国网 2019-12-06）

2019 年初,国家组织开展"4+7"带量采购,药品价格下降比例很大,这一改革举措方向正确,也为推动医药卫生体制改革不断深化提供新的契机和改革空间。一方面药品带量采购改革需要进一步巩固,另一方面,还要注重新价格机制的建设。"4+7"带量采购的改革成绩来之不易,但改革效果有限,群众获得感不强。需要深入研究进一步扩大改革效果、提升群众获得感、激发医院优先使用降价药物的内生动力,以形成改革的良性循环。其中重要的一点就是把握及时动态的调整医疗服务价格。

三医联动改革,意味着每个方面的调整,其他方面随之而动。从整体性上来看,三医联动改革是有时间窗口期、动态的、多方联动的改革过程。药品招采改革的同时,医疗服务价格调整改革应及时跟进,在总体不增加患者负担的前提下,稳妥有序试点探索医疗服务价格的优化。现实工作中药品集中招采、医疗服务提供、药品的使用是一个动态变化的过程。因此,调整医疗服务价格应是"动态"的。"动态",是指医疗服务价格调整不是一次性的,是常态化的调整过程,是一个动态平衡的过程。

及时动态调整医疗服务价格需要着重处理几个主要关系问题：

1. 调价和分级诊疗的关系。控制医药费用不合理增长，减轻患者负担，需要调整结构来节约费用，能在门诊解决的，不住院；能在基层解决的，不去大医院。通过结构调整，大医院与基层医疗机构重新定位，基层就医患者多了，医疗机构和医保就实现了双赢。过去医疗服务价格不是按照疑难程度来定价，而是按照医疗机构的级别定价，导致患者转不下去。所以要瞄着分级诊疗来调价，才能呈现调价的效果。

2. 调价和不同类型医院的关系。通常在医疗服务价格调整测算时，总体测算是平衡的，但政策实施后，具体到某个医院，就会出现"苦乐不均"现象。所以调价要兼顾综合医院和专科医院的发展，不能一刀切，通过技术手段进行仿真模拟测算，才能实现动态的平衡。

3. 调价与医保基金安全的关系。三医联动改革需要兼顾眼前和长远利益，应抓住窗口期，及时动态调整医疗服务价格。短期看，不调价对基金有利，但是，价格扭曲本身又是加强医疗规范，进行 DRG 支付方式改革的一个障碍。因此，从中长期看，通过动态调价逐步理顺价格体系是绕不过去的一个坎，也是促进医疗行为规范和实现医保基金安全的重要选择。

4. 调价与信息化支撑的关系。医疗服务价格动态调整是医疗管理的范畴，建设医疗服务价格动态调整决策辅助信息系统也应提到日程。医疗服务价格调整不能靠"人海战术"，打"疲劳战"，需要科学测算模拟调价的条件，设置调价空间参数与阈值，依据总规模达到多少就自动触动调价，实现医疗服务价格动态调整改革决策智能化。借助大数据和信息化技术做到及时跟踪测算比价关系及调价空间，建立科学合理的补偿机制，调动医院和医务人员参与改革的积极性，将标准化、程序化、信息化、智能化结合起来是未来改革的方向。

"十三五"医改规划已经提出了动态调整医疗服务价格的命题,但是,各地普遍没有出台具体的配套文件。贯彻最新文件精神最需要做的就是要结合实际出台几个必要的文件,铺平动态调价的通路。

1. 通过科学方法,筛选和建立价格调整的候选目录库。各地应该整体规划和设计,按照优先级分步进行价格调整。调整价格是上下双向的,具有针对性的,体现当地医疗服务特点的,而不是普升普降。

2. 研究设置启动调价的程序文件。明确达到启动的条件,确定调价预案、启动方式、授权决策文件及出台配套相应的政策措施,一旦达到条件就应及时调整价格。

3. 根据改革的经验,各地应相应建立第三方和利益相关方参与机制。一个地市或者县域往往缺乏动态调价的各类管理专家和技术专家,因此,如何借力第三方来推进工作,是化繁为简、破解技术难题的关键。同时,一套科学的医疗服务价格动态机制的建设需要医务、医技、患者、药企等各类相关群体的参与,也应该建立常态化的参与和联系机制。

4. 做好日常医疗服务价格的监测工作。医疗服务价格动态调整是动态变化的过程,调与不调要做好动态监测。在监测的基础上,及时进行动态的评估,不断改进调价方案,"走小步,不停步",才能行稳致远。通过联动改革,不断释放改革的红利,不断传导放大改革效应,使三医联动改革达到整体最佳效果,将医改不断推向深入,为圆满完成"十三五"医改规划任务和为"十四五"期间改革奠定坚实基础。

参考文献

1. 中共中央 国务院关于深化医药卫生体制改革的意见 _2009 年第 11 号国务院公报 _ 中国政府网 . http://www.gov.cn/gongbao/content/2009/content_1284372.htm.

2. 在改革中破解难题——我国 30 年医改历程回顾 _ 新闻频道 _ 央视网 . http://news.cntv.cn/2013/11/06/ARTI1383708791753822.shtml.

3. 曾光 . SARS 危机与中国公共卫生的进步 . 安徽预防医学杂志 , 2007 (04) : 241-244.

4. "中国医改不成功". http://zqb.cyol.com/content/2005-07/29/content_1150962.htm.

5. 人民日报 : 全面小康什么样 . http://www.people.com.cn/GB/news/8410/20021118/869141.html.

6. 中国百科大辞典编委会 . 中国百科大辞典 . 北京 : 华夏出版社 , 1990 : 1078.

7. Leiyu Shi D A S. Delivering Health Care in America : Λ Systems Approach [M] . Burlington : Jones & Bartlett Learning , 2012.

8. Martin McKee J H J F. Health Care in Central Asia : European

Observatory on Health Care Systems series. Buckingham/Philadelphia：Open University Press,2002.

9. Josep Figueras M M J C. Health systems in transition：learning from experience. 2004.

10. Richard B. Saltman R B J F. Social Health Insurance Systems in Western Europe-European Observatory on Health Systems and Policies Series. Buckingham/Philadelphia：Open University Press,2004.

11. Josep Figueras R R E J. Purchasing to improve health systems performance,European Observatory on Health Systems and Policies series. Buckingham/Philadelphia：Open University Press,2005.

12. Richard B. Saltman V B A K. Decentralization in health care. Strategies and outcomes. European Observatory on Health Systems and Policies series. Buckingham/Philadelphia：2007.

13. Sorenson C D M K P. Ensuring value for money in health care：the role of health technology assessment in the European Union. 2008.

14. Gerdtham U G,Sogaard J,Andersson F,et al. An Econometric-Analysis of Health-Care Expenditure-A Cross-Section Study of The OECD Countries. Journal of Health Economics,1992,11(1)

15. Mark V. Pauly T G M P. Handbook of Health Economics [M]. Waltham：Elsevier,2012.

16. 戴伊·美·托马斯 R. 理解公共政策(第十二版)[M]. 北京：中国人民大学出版社,2011.

17. 王虎峰. 中国新医改：政策框架、执行及评估[J]. 中共中央党校学报,2009,13(04)：93-96.

18. 王虎峰. 解读中国医改[M]. 北京：中国劳动社会保障出版社,2008

19. 王虎峰. 论争中的中国医改——问题、观点和趋势[J]. 中共中央党校学报,2008,12(3).

20. 王虎峰. 中国新医改理念和政策[M]. 北京：中国财政经济出版社,2009.

21. 王虎峰. 医改周期：基于 15 国百余年医改事件的结构化分析[J]. 经济社会体制比较,2012(04)：38-49.

22. 王虎峰. 中国新医改：政策框架、执行及评估[J]. 中共中央党校学报,2009(04)：95-98.

23. Yip W C,Hsiao W C,Chen W,et al. Early appraisal of China's huge and complex health-care reforms. [J]. Lancet,2012,379(9818):833-842.

24. 王虎峰. 解读中国医改[M]. 北京:中国劳动社会保障出版社,2008.

25. 王虎峰. 论争中的中国医改—问题、观点和趋势[J]. 中共中央党校学报,2008 (03):84-89.

26. 国家卫生和计划生育委员会. 2014 年我国卫生和计划生育事业发展统计公报 [J].

27. 中央人民政府. 国务院办公厅关于城市公立医院综合改革试点的指导意见 [EB/OL]. http://www.gov.cn/zhengce/content/2015-05/17/content_9776. htm.

28. 中央人民政府. 国务院办公厅关于推进分级诊疗制度建设的指导意见[EB/ OL]. http://www.gov.cn/zhengce/content/2015-09/11/content_10158. htm.

29. 中央人民政府. 国务院办公厅关于建立现代医院管理制度的指导意见[EB/ OL]. http://www.gov.cn/zhengce/content/2017-07/25/content_ 5213256.htm.

30. 中央人民政府. 2014 年政府工作报告[EB/OL]. http://www.gov.cn/ zhuanti/2014gzbg.htm

31. 刘延东:确保医改成果惠及全体人民[N].国际在线专稿,2014 年 2 月 21 日.

32. Measuring performance on the Health care Access and Quality Index for 195 countries and territories and selected subnational locations:a systematic analysis from the Global Burden of Disease Study 2016.

33. 国家卫健委公布"十三五"医改成绩单[N].健康界,2018 年 10 月 25 日.

34. 国家卫生健康委员会 2018 年 12 月 26 日新闻发布会散发材料之一:"十三五" 以来,深化医改各项重点任务稳步推进[N].国家卫生健康委员会,2018 年 12 月 26 日.

35. 卫健委体制改革司:深化医药卫生体制改革成效持续显现[N].央广网,2018 年 9 月 25 日.

36. 国家卫生健康委员会. 2019 年中国卫生健康统计年鉴[M].

37. 新华网. 庆祝中华人民共和国成立 70 周年活动新闻中心举办第二场新 闻发布会[EB/OL]. http://www.scio.gov.cn/ztk/dtzt/39912/41837/ Document/1665398/1665398.htm.

38. 2019 年 6 月 10 日 . 国务院政策例行吹风会——《2019 年深化医药卫生体制改革重点任务》.

39. 钟南山 . 广大医卫工作者应积极投身医改[J]. 中国实用内科杂志,2011,31 (01):1-3.

40. 袁加俊,赵列宾,陆璇,等 . 分级诊疗与慢性病优化管理实证研究 . 中国医院, 2015,19(09):36-39.

41. 付文琦,刘国祥,吴群红,等 . 新医改以来我国基层医疗机构卫生财力资源配置状况分析 . 中国卫生经济,2015,34(09):51-52.

42. 刘锦林,毛瑛 . 西部农村地区基层医疗卫生机构卫生人员离职意愿及影响因素分析——以陕西省为例 . 中国卫生政策研究,2016,9(03):33-38.

43. 王亚楠,王文杰,傅昌,等 . 乡镇卫生人员主动离职现状及影响因素分析 . 中国卫生资源,2018,21(03):251-256.

44. 黄亦恬,陶红兵,江恬雨,等 . 医疗联合体实现条件与关键问题探讨 . 中国医院管理,2018,38(09):4-7.

45. 牛亚冬,张研,叶婷,等 . 我国基层医疗卫生机构医疗服务能力发展与现状 . 中国医院管理,2018,38(06):35-37+41.

46. 吴明,林燕铭,陈博 . 我国医疗联合体联动机制研究 . 医学与哲学,2018,39(09): 12-15.

47. 朱恒鹏 . 慢病管理:短期内推进分级诊疗的最优突破口(节选)现代医院管理, 2016,14(04):15-16.

48. 宫芳芳,孙喜琢,李文海 . 罗湖医保支付方式改革模式与 HMO 医疗服务模式比较研究 . 中国医院,2017,21(11):7-9.

49. 刘晓峰 . 美国的责任制保健组织介绍 . 中国卫生经济,2013,32(08):86-89.

50. 龚秀全,周薇 . 基于竞争的合作:美国责任制医疗组织发展中的利益协调与启示 . 中国卫生政策研究,2018,11(03):29-36.

51. 冯占春,我国中老年慢性病患者疾病直接经济负担研究,中国卫生经济,2019.

52. 孟庆跃,医改应解决医疗服务供需失衡问题,卫生经济研究,2014.

53. 饶克勤 . 三医联动改革与国际经验借鉴 . 卫生经济研究,2019.

54. 郁建兴,走向"全民健康覆盖"——有效的规制与积极的战略性购买,社会科学文摘,2017.

55. 顾昕,从按项目付费到按价值付费:美国老人医疗保险支付制度改革,东岳论丛,2018.

56. 杜念宇,徐程,舒艳等.基本药物制度实施对药品价格和医疗费用的影响——基于医保报销数据的实证研究[J].中国经济问题,2015(1):88-99.

57. 佘镜怀,王明晓,中国医疗信息化发展研究-持续采纳的视角,第1版,北京:经济管理出版社,2016.

58. Gaillard,John.Industrial Standardization:Its Principles and development [M]. H.W.Wilson Company. New York,1934,33.

59. 尼葛洛庞帝,数字化生存,第三版,胡泳,范海燕译,海口:海南出版社,1993.

60. 张静,王虎峰.新时代现代医院管理制度的演进路径及政策衔接[J].中国卫生政策研究,2018.

61. 薛澜.医卫监管进入"精准治理"时代[N].人民政协报,2018-08-15(005).

62. 何子英,郁建兴.全民健康覆盖与基层医疗卫生服务能力提升——一个新的理论分析框架[J].探索与争鸣,2017(02):77-81+103.

63. 王绍光,樊鹏.政策研究群体与政策制定——以新医改为例[J].政治学研究,2011,02:36-51.

64. 朱旭峰,张友浪.创新与扩散:新型行政审批制度在中国城市的兴起[J].管理世界,2015,10:91-105+116.

65. 杨开峰.新时代国家治理视域下的行政体制改革[J].中国机构改革与管理,2018,02:30-32.

66. 肖滨."两个布局":民族复兴的战略框架与战略线路[J].人民论坛,2019,15:18-20.

67. 丁煌,肖涵.行政与社会:变革中的公共行政建构逻辑[J].公共行政评论,2017,1002:106-117+195.

68. 杜海峰,顾东东.服务社会的哲学社会科学研究:从问题提出到理论与方法创新——以新型城镇化研究为例[J].西安交通大学学报(社会科学版),2016,3605:25-30.

69. 俞可平.中国的治理改革(1978-2018)[J].武汉大学学报(哲学社会科学版),2018,7103:48-59.

70. 陈振明.党中央治国理政政策思想与中国特色政策科学理论构建[J].中国行政管理,2017,02:6-11.

71. 章文光,宋斌斌.改革开放40年中国创新治理的回顾与展望[J].四川大学学报(哲学社会科学版),2019,04:38-47.

72. 何艳玲.大国转型与治理变革[N].中国社会科学报,2018-07-09008.

73. 王浦劬,季程远.我国经济发展不平衡与社会稳定之间矛盾的化解机制分析——基于人民纵向获得感的诠释[J].政治学研究,2019,01:63-76+127.

74. 孟庆跃.卫生政策与体系研究回顾与展望[J].中国卫生政策研究,2017,1007:1-5.

75. 李瑞锋,陈占禄,赵慧卿,胡凌娟,文占权,王玉伟.中医从业人员执业资格准入及管理现状研究[J].中医药管理杂志,2012,2009:822-825.

76. 李国红,夏景林,章滨云,王卫平.完善卫生监管体系 保障"医改"目标达成[J].卫生经济研究,2010,09:18-20.

77. 马进,危凤卿,袁素维,刘雯薇.我国公立医院混合所有制改革述评[J].中国医院管理,2016,3606:1-2.

78. 马进.依法推进医疗卫生资源优化配置战略的实施[J].中国医院管理,2015,3502:1-2.

79. 刘国恩,高月霞,许崇伟,王丽娜,王军,邹俐爱,姚丽平.医疗机构分级诊疗价格机制研究[J].中国卫生经济,2014,3301:45-47.

80. 吴群红,胡志.建设卫生管理学科 助推健康中国发展——新时代卫生管理学科发展倡议书[J].中国农村卫生事业管理,2019,3911:762-763.

81. 王建业.打造智慧型学术型人文型医院[J].中国卫生,2018,02:80.

82. 刘玉村.多点执业对现有医疗从业机制或有质变作用[J].医院院长论坛,2011,802:17-18.

83. 刘尚希,王志刚,程瑜,韩晓明,施文泼.应对高成本发展阶段的新思路:从政策驱动转向创新驱动[J].财政研究,2019,12:1-8.

84. 刘庭芳.现代医院管理制度要义辨析及应处理好的几个关系[J].中国研究型医院,2016,303:36-39.

85. 杜雪平,黄凯.按人头付费在社区医疗卫生机构门诊的应用探讨[J].中国全科医学,2013,1609:731-733.

86. 李玲,傅虹桥,胡钰曦.从国家治理视角看实施健康中国战略[J].中国卫生经济,2018,3701:5-8.

87. 陈建平.公立医院薪酬制度改革实施路径[N].中国社会科学报,2016-09-09004.

88. 赵玉沛.以精准医学思路推动罕见病研究 实现全民健康[J].科技导报,2017,3516:1.

89. 黄璐琦.创新驱动中药材生产的现代化[N].人民政协报,2018-10-24007.

90. 熊通成.事业单位绩效工资总量动态调整机制与模型[J].中国人事科学,2019,09:26-34.

91. 熊通成.我国公立医院薪酬治理体系建构的逻辑与路径[J].中国人事科学,2018,11:17-22.

92. 金春林.我们需要建什么样的医联体[J].中国卫生资源,2018,2101:1-2.

93. 代涛.健康服务业内涵、属性分析及政策启示[J].中国卫生政策研究,2016,903:1-5.

94. 钟东波.公立医院治理模式改革的国际经验和趋势[J].中国机构改革与管理,2016,07:34-36.

95. 傅卫.用卫生技术评估助力健康中国[N].健康报,2019-10-28005.

96. 付强.促进分级诊疗模式建立的策略选择[J].中国卫生经济,2015,3402:28-31.

97. 饶克勤.健康中国战略与分级诊疗制度建设[J].卫生经济研究,2018,01:4-6+9.

98. 卢祖洵,李文祯,殷晓旭.社区首诊制可行性研究必要性的探讨[J].中国全科医学,2017,20(01):21-23.

99. 毛瑛,朱斌,刘锦林,井朋朋,吴静娴,李翌晨,宋晓阳.我国西部地区卫生人力资源配置公平性分析:基于资源同质性假设[J].中国卫生经济,2015,3407:31-34.

100. 顾海,吴迪,韩光曙,徐彪,孙嘉尉.我国区域远程会诊服务平台构建研究[J].中国卫生政策研究,2019,12(07):65-69.

101. 金维刚.医保待遇及其调整应与筹资水平相适应[J].中国医疗保险,2017(06):21-22.

102. 杨燕绥.全民医保70年探索:开辟社会治理之路[J].中国医疗保险,2019,10:22-23.

103. 申曙光.新时期我国医疗保障的发展:迈向"病有良医"的伟大征程[J].中国医疗保险,2019,11:20-24.

104. 申曙光.深化医改需要面对的五个方面思考[J].中国公共政策评论,2017,1201:155-157.

105. 王东进."三医联动"是全面建成医疗保障体系的关键一招[J].中国医疗保险,2019(03):1-4.

106. 熊先军,高星星.积极构建规范可行的重特大疾病保障和救助机制[J].中国医疗保险,2017,08:54.

107. 高广颖,段婷,贾继荣.论加强需方管理、建立严格转诊制度的必要性:基于北京市涉农区县新型农村合作医疗基金超支原因的分析[J].中国卫生经济,2014,3312:34-37.

108. 王亚东,孔灵芝.慢性非传染性疾病的防治技术和策略研究[J].中国全科医学,2008,01:40-42.

109. 应亚珍,戈昕,徐明明,李杰,徐鸿,刘永华,高广颖.我国基层医疗卫生机构补偿机制研究报告[J].卫生经济研究,2016,09:3-8.

110. 管仲军,陈昕,叶小琴.我国医疗服务供给制度变迁与内在逻辑探析[J].中国行政管理,2017,07:73-80.

111. 娄洪,李春阳.经合组织国家绩效预算管理实践与经验[J].预算管理与会计,2018,11:63-64.

112. 朱铭来.新政给健康险带来哪些新机遇[N].健康报,2019-11-27007.

113. 孙洁,谢建朝.我国长期护理保险筹资与保障政策的分歧与政策建议——基于15个试点城市试点方案的比较[J].经济界,2018,04:54-63.

114. 王保真.呼唤专业化医疗监管体系[J].中国社会保障,2016,07:82.

115. 郑功成.构建高质量的社会保障体系[N].中国社会科学报,2019-03-21001.

116. 董克用,郭珉江,赵斌."健康中国"目标下完善我国多层次医疗保障体系的探讨[J].中国卫生政策研究,2019,1201:2-8.

117. 李珍,赵青.德国社会医疗保险治理体制机制的经验与启示[J].德国研究,2015,3002:86-99+143.

118. 邓大松,李芸慧.新中国70年社会保障事业发展基本历程与取向[J].改革,2019,09:5-18.

119. 何文炯.明确医疗救助定位并优化制度设计[J].中国医疗保险,2019,07:19-20.

120. 赵曼:遵循医疗保险规律方能为民办实事[J].中国医疗保险,2011,01:36.

121. 丁建定.作为国家治理手段的中西方社会保障制度比较[J].东岳论丛,2019,4004:27-33+193.

122. 丁元竹.建立三大机制理顺强社会治理格局[J].中国医疗保险,2019,11:27.

123. 王延中,侯建林.我国公立医院薪酬制度存在的问题及改革建议[J].中国卫生经济,2015,3401:5-8.

124. 仇雨临,王昭茜.全民医保与健康中国:基础、纽带和导向[J].西北大学学报(哲学社会科学版),2018,4803:40-47.

125. 邓微.加大"医药"联动力度 助推医药分开[J].中国医疗保险,2015,12:36-38+43.

126. 叶静漪.转型期的社会保障法制建设[J].人民论坛,2009,22:44-45.

127. 丛树海,李永友.中国公共卫生支出综合评价及政策研究——基于1997~2002年数据的实证分析[J].上海财经大学学报,2008,04:53-60.

128. 吕学静.日本护理保险的经办管理与启示[J].中国医疗保险,2018,09:68-72.

129. 关信平.论我国新时代积极稳妥的社会政策方向[J].社会学研究,2019,3404:31-38+242.

130. 杨立雄.医疗救助运行现状、面临困境及改革建议——以湖南省为例[J].中国医疗保险,2019,07:32-35.

131. 郑秉文."国家社会保险公共服务平台"上线运行:从哪里来,到哪里去——兼论来自英国的启示[J].全球化,2019,10:28-44+133-134.

132. 郑秉文.从"长期照护服务体系"视角分析长期护理保险试点三周年成效[J].中国人力资源社会保障,2019,09:38-41.

133. 褚福灵.建立基于价值导向的医保支付制度[J].中国医疗保险,2017,11:34-35.

134. 岳经纶,惠云,王春晓."罗湖模式"何以得到青睐?——基于政策创新扩散的视角[J].南京社会科学,2019,03:57-63.

135. 钟仁耀.提升长期护理服务质量的主体责任研究[J].社会保障评论,2017,103:79-95.

136. 丁锦希,张静,陈烨,李佳明,李伟.我国公立医院推行DRGs-PPS支付方式改革的评价与思考——基于北京市2011—2018年试点推行数据的实证分析[J].中国医药工业杂志,2019,5009:1052-1058.

137. 丁锦希,潘越,李伟,郝丽,吴逸飞.医保谈判准入创新生物制品支付标准调整机制研究[J].中国医药工业杂志,2019,5006:668-675.

138. 赵琨.推进卫生技术评估关键要走好几步[J].中国卫生,2019,03:41.

139. 陈永法,王毓丰,伍琳.日本创新药物审批管理政策及其实施效果研究[J].中国医药工业杂志,2018,4906:839-846.

140. 傅鸿鹏,胡宗铃.高值医用耗材的政策框架和管理体系[J].卫生经济研究,

2019,3607:3-5.

141. 史录文.完善国家药物政策 助推医保战略购买[J].中国医疗保险,2018,08:20-21.

142. 常峰.我国医保药品价格谈判机制与管理创新研究[J].价格理论与实践,2017,05:18-22.

143. 徐伟,马丽,高楠.医保药品目录动态调整机制研究[J].卫生经济研究,2017,11:51-53.

144. 2018 年中国卫生统计年鉴.

145. 胡文玲,王晓颖,金曦,罗荣,杜立燕.中国儿科人力资源配置现状及公平性分析[J].中国公共卫生,2016,32(04):435-439.

146. 齐慧颖,李瑞锋.我国乡村医生队伍建设现状调查[J].医学与社会,2015,28(06):33-35+40.

后

记

　　在本书即将付梓之际，感觉还有很多话要说。首先要说的是书稿写起来很不轻松，甚至是有一种赶考的感觉。医改是公共政策中的难点问题，现实生活中民生的热点问题，也是各种利益纠葛的焦点问题。医改涉及的问题比较多，单说"三医联动"就涉及了医疗、医保、医药，哪个方面了解不够，就很难谈论如何进行"三医联动"；再说医改政策制定和执行，涉及多个政府部门职能定位、行政规律、制定政策的流程，以及宣传贯彻、总结评估、督导检查各个环节，如果对这些工作缺乏参与，就很难提出切中要害和具有一定操作性的政策建议；更重要的是，讨论医改不仅要有学术积累，还要对各级医疗机构，特别是对基层实际情况有所了解，对发展趋势能够预研预判，否则难免是纸上谈兵或者充当"事后诸葛亮"。最后不得不说的是，医改涉及众多的利益相关方，患者、居民、医务人员、药企、保险公司等各方的利益，让其中一部分读者认可相对比较容易，但是要让多数人认可一个观点，做起来殊非易事。

第二，创作过程是一个接受洗礼的过程。笔者已经出版了医改三部曲，《解读中国医改》《中国新医改理念和政策》《中国新医改：现实与出路》，这次是第四部关于医改的论著，每写一次关于医改的书，都是一次对医改政策、现实和思想的整体梳理，需把关于医改所有的问题重新思考一遍，从构思到创作再到修改完善，经过了无数次思想的淬炼和升华。新医改十年，解决了很多长期没有得到解决的重大问题，但新问题又不停出现。本书搁笔之际，又发现还有很多问题没有来得及探讨和梳理。医改如斯，让笔者欲罢不能。

写到最后，笔者有一个强烈的感受，那就是要坚决地去推动医改。医改是民生工程、民心工程，党的十六大报告第一次把民生写入了政策文件，从党的十七大、十八大、十九大再到十九届四中全会，中国特色民生体系逐步形成与完善。在民生工程的体系中，教育、就业、社会保障、收入分配、医疗是民生体系的核心。就卫生领域来看，它在五大内容中占了"一个半"的比例，社会保障中也包括了医疗保险、工伤保险等内容。这五大领域的内容，无论从社会公平和公共政策角度，还是社会经济可持续发展看，都是非常重要的。但是从重要而紧急的角度来看，恐怕非卫生领域莫属，因为卫生领域通常会涉及公共卫生和卫生应急，如急性传染病的防控，突发公共卫生事件，这些事情的处置可以说是刻不容缓的；而对老百姓来说，医疗卫生关系到生命健康，也是非常急迫的。从这个角度来说，想要推动民生工程，医疗和医改问题是无法回避的。要做好民生工程就必须高度重视卫生工作，加大卫生领域的资源投入、管理投入。医改做得好，会对社会稳定、和谐发展作出卓越的贡献，反之，则带来一系列的社会问题。医改虽难，但是相比其他行业，新医改的推进力度、深入程度是数一数二的，这些年的系统性变化也是巨大的。虽然目前还有不少问题，但客观地说，如果不改问题会更大，停下来问题也会很大。所以还是要坚定地推进医改。

医改不易，写医改的书也不容易。做这样的事情需要大家的帮助。首先要感谢中国人民大学医改研究中心的博士硕士研究生给予了大力支持和配合，帮助搜集文献和整理校对等工作，从某种程度上讲，没有他们的参与和支持，无法在短时间内完成书稿的写作。他们是：杨刘军、沈慧、那林格、崔兆涵、甘铁立、郭冰清、石若燃，等等。再次表示感谢和致意。

最后还要说一句，本书的完成也离不开诸多朋友的支持帮助和理解，他们或者亲自参与帮助解决具体问题，或者给予了笔者宝贵的时间，使笔者能够沉下来完成这个艰巨的任务，在此一并表示感谢，祝大家 2020 年工作顺利，身体健康！

王虎峰

2019 年 12 月